Manuela Bößel

Das Konzept Fuß

Fußprobleme verstehen, bearbeiten und lösen

Ein unideologisches Buch für normale Fuß-Benutzer

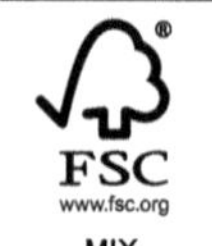

Manuela Bößel

Das Konzept Fuß

Fußprobleme verstehen, bearbeiten und lösen

Ein unideologisches Buch für normale Fuß-Benutzer

IMPRESSUM

© 2017: Manuela Bößel * www.tangofish.de

Lektorat: Karin Law Robinson-Riedl / Gerhard Riedl * www.robinson-riedl.de
Satz, Layout und Illustrationen: Manuela Bößel

Herstellung und Verlag: BoD - Books on Demand, Norderstedt

ISBN: 9783837017908

Bibliografische Informationen der Deutschen Nationalbibliothek

Die Deutsche Nationalbibliothek verzeichnet diese Publikation in der Deutschen Nationalbibliografie; detaillierte bibliografische Informationen sind im Internet unter dnb.d-nb.de abrufbar.

Das Kleingedruckte

Genderdisclaimer

Zugunsten der sprachlichen Entkomplifizierung und der besseren Lesbarkeit hat sich die Autorin erlaubt, auf genderkonforme Satz- und Wortungeheuer zu verzichten. Gemeint sind folglich jeweils die weibliche und männliche Form.

Gesundheitsinformationen

Dieses Buch enthält Informationen zu medizinischen und gesundheitlichen Themen. Die entsprechenden Angaben stellen jedoch keinen Ersatz für die Beratung durch einen Heilpraktiker, Arzt, Apotheker oder andere Vertreter der Heilberufe dar und sind nicht für die Eigen- oder Fremddiagnose zu verwenden. Wissenschaftliche Angaben sowie Informationen über die Entwicklung von Produkten oder Therapien unterliegen dem Stand der Erstveröffentlichung und können daher Änderungen jeglicher Art aufweisen.

Haftungsausschluss

Ich bemühe mich, dir genaue und aktuelle Informationen zur Verfügung zu stellen, hafte jedoch nicht für Schäden, die im Zusammenhang damit stehen. Deshalb übernehme ich weder ausdrücklich oder konkludent eine Gewährleistung oder Garantie und mache keinerlei Zusicherungen im Hinblick auf die Richtigkeit und Vollständigkeit der zur Verfügung gestellten oder in Bezug genommenen Informationen. Jegliche Nutzung des Textes oder aller anderen, mit diesen durch Link („Hyperlink") verbundenen Seiten sowie deren Inhalt geschieht auf eigene Gefahr der Leser.

INHALTSVERZEICHNIS

VORWORT

Jetzt ist es soweit: Dir reicht's! Deine Füße machen solche Probleme, dass du endlich etwas dagegen tun möchtest. Vielleicht zusätzlich zu all den anderen Maßnahmen, die du schon durchgezogen hast. Sonst würdest du dieses Buch ja jetzt nicht in den Händen halten ;) Und das ist gut so!

Vielleicht schmerzen deine Hinterpfoten ganz gewaltig beim Gehen, Stehen, beim oder nach dem Tanzen. Sogar schon in Ruhe? Oder halten dich – weil sie einfach nicht aufhören, weh zu tun – von geliebten Tätigkeiten ab? Sei es Wandern, Tanzen, Sporteln, was auch immer. Oder sie plagen dich bei einer Arbeit, bei der du viel auf den Füßen bist? Und du bekommst das einfach nicht in Griff?

Von den Ärzten erhältst du zwar „hübsche" Diagnosen - als da wären Metatarsalgie, Fersensporn, Achillodynie, Senk-Knick-Plattfuß, Bursitis (Schleimbeutelentzündung), Tarsaltunnelsyndrom, Marschfraktur, Haglundferse, Hallux valgus (vulgo Ballenzeh, sehr beliebt, häufig in meinen Fußkursen anzutreffen) etc.

Therapieangebote, die manchmal mehr, manchmal weniger hilfreich lindernd daherkommen, hast du schon durchprobiert? Aber keine Ideen für die eigentlichen Ursachen deines Problems gefunden? Die Ratschläge für den Alltag – so erzählen mir meine Fußpatienten – halten sich von ärztlicher Seite ebenso in Grenzen wie die für einen „artgerechten Umgang" mit unseren geplagten Fuß-Freunden.

Einlagen für die Schuhe – bis ans Ende deiner Tage – können's doch nicht sein? Nie mehr Absätze?

Operation? Oder gäb's da doch noch andere Ansätze, bevor diese unbedingt nötig wird? Ständig Gymnastikübungen durchexerzieren, für die du weder Zeit noch Lust aufbringen kannst?

Oder gar mit dem Tanzen oder anderen schönen Dingen aufhören???

Nicht verzweifeln! Meiner Erfahrung nach gibt es einiges, was du für glückliche Füße tun kannst! Damit es gar nicht erst zu (weiteren) Problemen kommen muss.

Mit einem Bein stehe ich seit meiner Kindheit im Tanz

und bin vor bald zwanzig Jahren im Tango argentino hängengeblieben. Dort sind wirklich viele Fußprobleme daheim, glaub' mir. Du kennst bestimmt das herumgeisternde Klischee: der knusprige Latino mit einer highheelbewaffneten Dame in enger Umarmung.

Oder hast du selber Schwierigkeiten, weil deine Füße die Tangoschuhe nicht tolerieren mögen?

Beim Tanzen durfte ich lernen, wie grundlegend entspannte Füße die Qualität von Balance samt Technik und vor allem den Genuss immens steigern. Willst du deine Technik verbessern sowie schmerzfrei und genussvoll tanzen, fange bei deinen Füßen an!

Mit dem anderen Bein bin ich in der Heilkunde verwurzelt:

Als **Krankenschwester** in der ambulanten Intensivpflege weiß ich um die Bedeutung der Arbeit mit den Füßen. Nicht nur, dass sie meine Patienten wohlig genießen und dabei „runterfahren". Ruhe im Gemüt ist ein Schlüssel zur Heilung und meiner Meinung nach die beste Prophylaxe gegen Infektionen und alles, was Schwerkranke regelmäßig belastet, wie zum Beispiel Obstipation (Verstopfung), Versteifungen im Gestell, flache Atmung (macht auf Dauer depressiv und kann eine Lungenentzündung begünstigen) und so weiter.

Ob die Wirkung „nur" auf allgemeiner Entspannung (Umschaltung ins parasympathische System) beruht oder ob die Konzepte der Fußreflexzonenschulen, Meridianlehren etc. wirken, sei dahingestellt. Die messbaren Parameter (Blutdruck, Puls, Atemfrequenz, Sauerstoffsättigung, Beatmungswerte) verbessern sich deutlich – so meine Beobachtung seit einigen Jahren – durch die Arbeit mit den Füßen.

Alte Menschen, die ihre Füße nicht mehr richtig spüren, stürzen leichter. Die Hälfte der Senioren, die einen Oberschenkelhalsbruch erleiden, kommen nicht mehr in die Senkrechte, mit allen negativen Folgen, die Bettlägerigkeit bedingen. Die Füße wieder ins Körpergespür der betagten Herrschaften zu integrieren, verbessert deren Balance und hilft, Stürze zu vermeiden. Die im Buch beschriebene Fußmassage ist eine zeit- und kostengünstige Möglichkeit zur Sturzprophylaxe.

Und auch meine Kolleginnen in der Pflege sind ständig auf den Füßen – eilig unter Druck umherspringend oder am Bett stehend, oft in ungünstigem Schuhwerk. Überbelastung und Schmerzen? Kein Wunder! Muss aber nicht sein.

Als **Heilpraktikerin** behandle ich hauptsächlich Menschen mit Beschwerden im Bewegungsapparat. Oft haben die Füße und deren Gebrauch einen nicht zu unterschätzenden Anteil an den Problemen.

Entspannte Füße teilen sich das auf ihnen lastende Körpergewicht gerecht und funktionell. Druckinduzierte Hautveränderungen, z.B. das bei älteren Menschen beliebte „**Hühnerauge**" (Clavus) unten am Ballen, können so vermieden werden oder nach Entfernung der verhornten Stellen ausheilen.

Auch bei **Diabetikern**, deren Fußgespür und Bereitschaft zur Wundheilung wegen Nervenschäden und schlechter Durchblutung nur mehr suboptimal daherkommen, stellt eine ausgewogene Belastung eine sehr wichtige **Prophylaxe** dar.

Aus den gesammelten füßischen Erfahrungen meiner Lieblingstätigkeiten – Krankenpflege, Heilpraktikerei, Tango und Bloggen – ist dieses Buch entstanden.

Es vermittelt dir das „**Konzept Fuß**": ein grundsätzliches Verständnis des Aufbaus, den Funktionen und der feinen Wirkung entspannter Füße weiter oben im Gestell. Ich stelle dir Übungen und Bewegungsbilder vor, die dir dabei helfen. So bist du bald in der Lage, deine Füße „artgerecht" zu behandeln und ihrer Funktion entsprechend zu benutzen.

Hast du das Prinzip verstanden, dürfte es dir leicht fallen, deine individuellen Fußprobleme auch selber in die Hand zu nehmen und zusätzliche, eigene Strategien zu entwickeln.

Als im Wortsinne begreifbaren Einstieg und Gustostückerl findest du im Buch eine **Massage-Mobilisierungs-Anleitung**, die dir hilft, deine Füße genauer kennen zu lernen und dich wieder mit deinen Pfoten anzufreunden. Sie mobilisiert sämtliche Strukturen im Fuß, dauert nur ein paar Minuten pro Körperseite und ist leicht zu erlernen. Du kannst sie an deinen eigenen Füßen üben und später – wenn du magst – auch anderen Menschen schenken.

Meine Fußmassage sowie dieses Buch fußen auf dem Motto:

Du bewegst nur, was du spürst.

Denn du spürst nur, was du bewegst.

Was du bewegst und spürst, entspannt sich.

Was sich entspannt, tut weniger weh.

Und heilt besser.

Gib deinen Füßen eine Chance! Sie haben es verdient!

So wünsche ich dir eine bodenständige Reise in füßische Gefilde, spannende Erkenntnisse, Schritte hinein in wohlige Entspannung und viel Vergnügen beim Lesen!

Herzlichst,

Manuela Bößel

Wie deine Füße aufgebaut sind

„Wieso muss ich das wissen?", fragst du dich jetzt vielleicht. Die Antwort ist ganz einfach: **Es sind doch DEINE Füße!** DU bist dein bester Fußexperte – auch wenn du das momentan noch nicht glauben magst. Ich kann dir hier viel erzählen, aber DU bist derjenige, der in deinem Körper wohnt.

Und wenn wir vom Körper – hier im Speziellen von deinen Füßen – reden, können wir nicht einfach ausblenden, **woraus sie bestehen.** Dort sind zahlreiche, interessante Einzel-Bauteile zu entdecken. Diese sind so ausgefuchst aufeinander abgestimmt, dass sie dich **hocheffektiv als fein funktionierendes Ganzes** miteinander durch die Welt tragen.

Dafür sind gewisse **Spielregeln** nötig. Dürfen deine Fußkomponenten nicht nach diesen ursprünglich installierten Vorgaben agieren – weil du sie noch (unbewusst) missachtest – kommt es früher oder später zu schmerzenden Problemen in den Füßen oder weiter oben im Gestell.

Kennst du aber die anatomischen Bauteile und ihr Zusammenspiel gut, **lernst** du ganz gewiss deine Füße als **wichtiges Element deines genial konstruierten Körperinstruments** schätzen. Du bist dann in der Lage, **mit** deinen Füße zu gehen – statt gegen sie „anzugehen".

Dazu benötigst du **Information**. Diese nutzt du, um die differenzierten Bewegungen, die in deinen Füßen stattfinden, überhaupt wahrzunehmen. **Entwickelst** du deine **Wahrnehmung**, baust du **Urteilsvermögen** auf. Dann bist du in der Lage, einschätzen zu können, was genau dir etwas bringt – und was nicht: zwingende Voraussetzungen für deinen Job als **Eigenfuß-Experte**.

Bereit? Auf geht's! Abfahrt in's spannende Land der Füße!

DAS KNÖCHERNE GERÜST

Der Standfuß ist ein sehr spätes Produkt der Hominidenevolution, entstanden durch die Entwicklung des aufrechten Gangs, der sich – herunten vom Baum – als ganz praktisch erwies. Irgendwann brauchten die Menschenwesen als Spaziergänger keinen opponierbaren Fußdaumen mehr zum Greifen. In einer Reihe mit den restlichen Zehen liegt er zum Laufen komfortabler eingepasst. Probleme in diesem Bereich sind sozusagen „evolutionsbedingt" – und fast zu erwarten. Aber vielleicht ist das ja in ein paar hunderttausend Jahren optimiert...

Unsere Füße bestehen aus jeweils **26 Knochen**, etwa ein Viertel aller Knochen im menschlichen Körper. Sie sind an **33 Stellen** flexibel-gelenkig **verbunden.** (Anmerkung am Rande: Die Zahlen differieren je nach Quelle. Es kommt bei der Zählung darauf an, welche Teile als Einzelstücke betrachtet werden. Aber die genaue Nummerierung soll uns hier nicht kümmern – es sind auf jeden Fall mehr, als man meinen sollte.) So bilden sie eine **stabile und gleichzeitig federnde Basis,** die unser Gewicht trägt, wenn wir stehen, gehen oder tanzen. Diese fein abgestimmte Funktionseinheit passt sich dynamisch-mechanisch den verschiedensten Untergründen an und bewahrt die aufrechte Balance in den höher gelegenen Körperbereichen.

Ganz klassisch kannst du den Fuß von vorne nach hinten unterteilen:

Die **große Zehe** (Nr. I), der „untere Daumen", besitzt wie jener an der Hand nur zwei Glieder. Bei den **Zehen II bis V** (von innen nach außen gezählt) sind die Zehenglieder (Phalangen) jeweils zu dritt. Gemeinsam, den Ballen – das Polster für die Zehengrundgelenke – einschließend, nennen sie sich **Vorfuß** (Bezeichnung „auf schlau" gibt es nicht).

Die **Mittelfußknochen I bis V** (Ossa metatarsalia), zarte Röhrenknochen, schließen sich an die Zehen wie Strahlen an: **dein Mittelfuß** (Metatarsus, daher „Metatarsalgie" das orthopädisch beliebte Wort für „Schmerzen im Mittelfuß". Manchmal wird dieser Bereich allerdings dem Vorfuß zugeordnet.)

Die **Fußwurzel** (Tarsus) bilden **Kahnbein** (Os naviculare), **Würfelbein** (Os cuboideum) und **Keilbeine** (Ossa cuneiformia) I bis III. Auch sie sind gelenkig verbunden, können sich gleitend ein wenig bewegen und so Druck verteilen. Dazu gehören noch zwei relativ große Bauteile:

Das **Sprungbein** (Talus) übernimmt im oberen Sprunggelenk das Gewicht via Schienbein (Tibia) von oben, um es über das untere Sprunggelenk an die anderen Knochen-Kollegen vorn und hinten im Fuß zu verteilen.

Das **untere Sprunggelenk** (USG, Articulatio talotarsalis) besteht aus zwei Anteilen, die als Einheit zusammenarbeiten: in der vorderen Kammer, ungefähr dort, wo du deine Schuhe schnürst, treffen sich Sprungbein (Talus), Fersenbein (Calcaneus) und Kahnbein (Os naviculare). Im Hinterzimmer passen die Unterseite des Sprungbeins und die Oberseite des Fersenbeins fein aufeinander.

Die Verlängerung des unteren, inneren Endes deines Schienbeins kannst du als **inneren Knöchel** (medialer Malleolus) ertasten. An der Außenseite findest du ein wenig weiter unten den Namensbruder **Außenknöchel** (lateraler Malleolus), das Ende des Wadenbeins (Fibula). Beide arbeiten zusammen als **oberes Sprunggelenk** (OSG, Articulatio talocruralis).

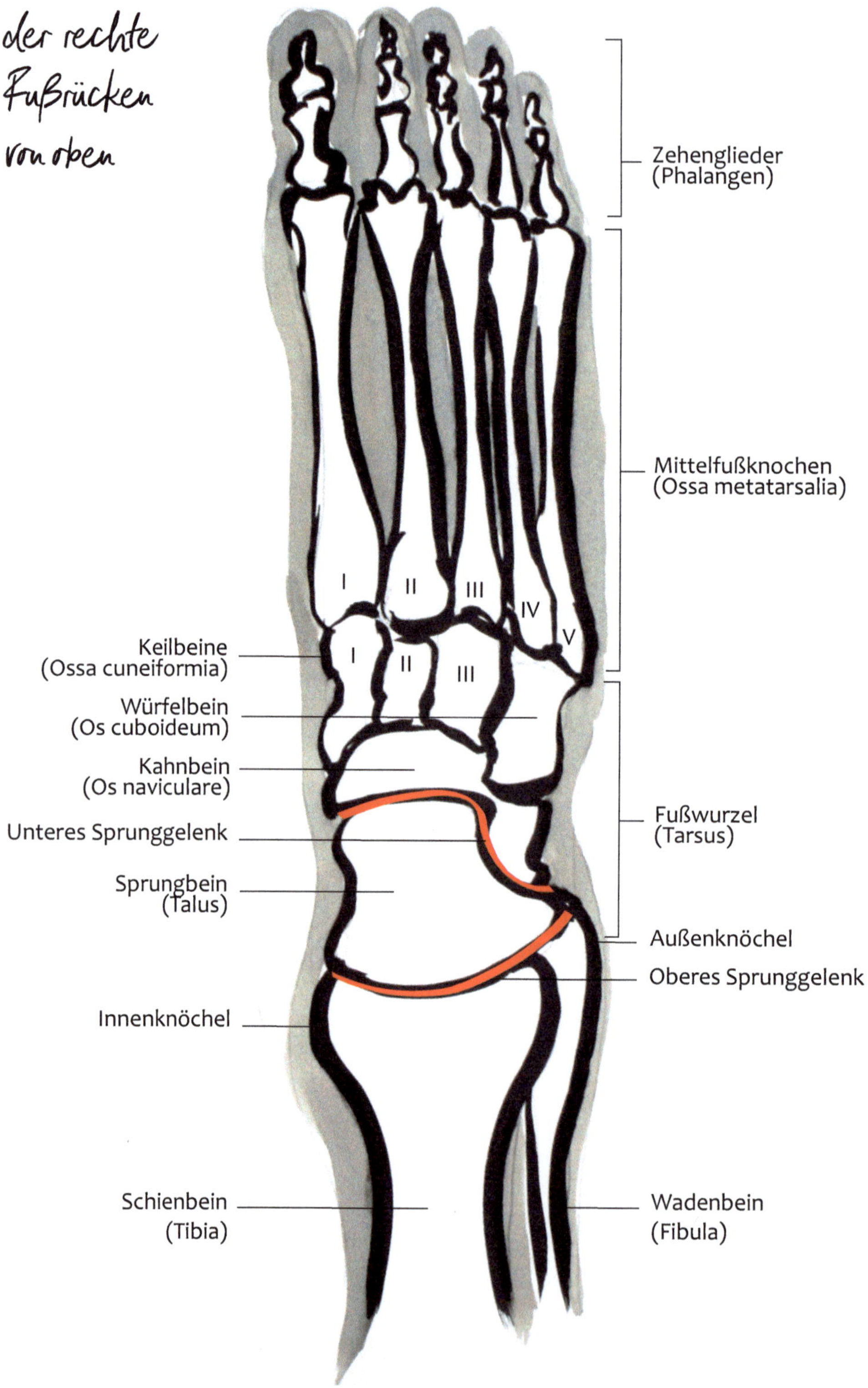

der rechte
Fußrücken
von oben

Zehenglieder
(Phalangen)

Mittelfußknochen
(Ossa metatarsalia)

I
II
III
IV
V

Keilbeine
(Ossa cuneiformia)

I
II
III

Würfelbein
(Os cuboideum)

Kahnbein
(Os naviculare)

Fußwurzel
(Tarsus)

Unteres Sprunggelenk

Sprungbein
(Talus)

Außenknöchel

Oberes Sprunggelenk

Innenknöchel

Schienbein
(Tibia)

Wadenbein
(Fibula)

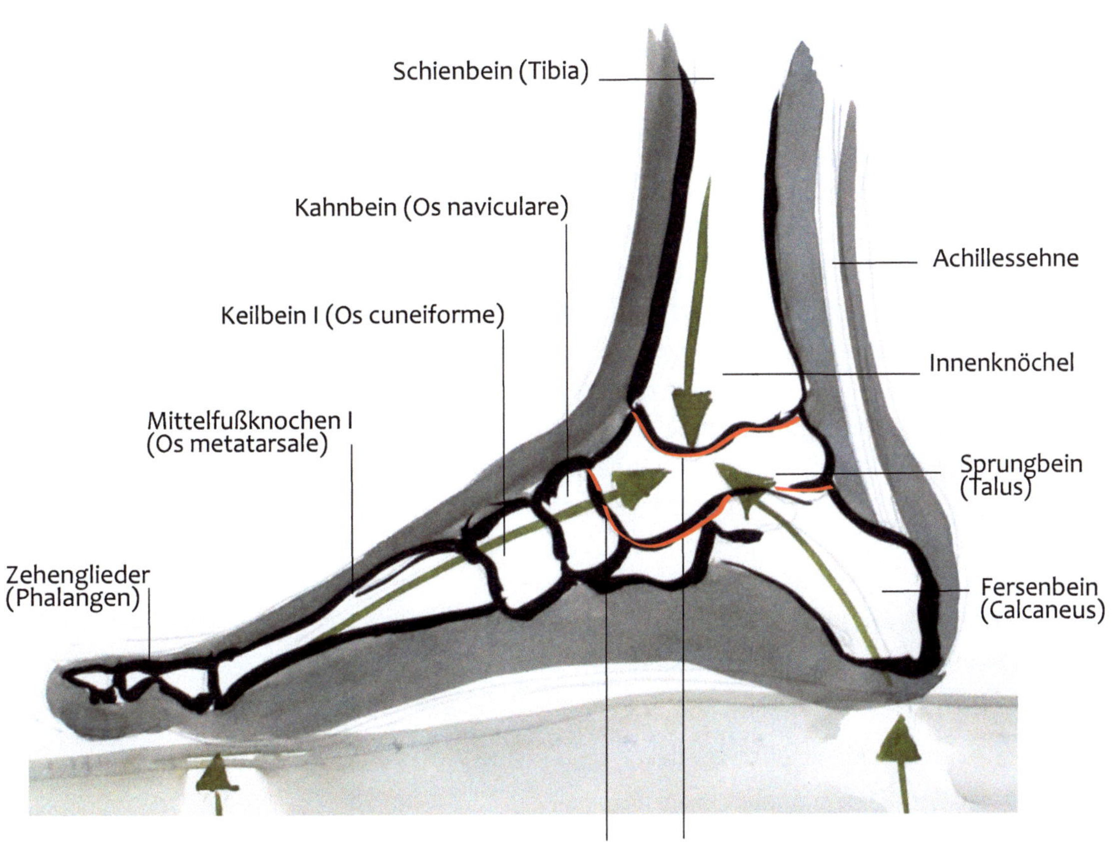

seitlich innen
Schienbein (Tibia)
Kahnbein (Os naviculare)
Keilbein I (Os cuneiforme)
Mittelfußknochen I
(Os metatarsale)
Zehenglieder
(Phalangen)
Achillessehne
Innenknöchel
Sprungbein
(Talus)
Fersenbein
(Calcaneus)
Unteres Sprunggelenk
Oberes Sprunggelenk

Die funktionelle Aufteilung in die zwei Hauptaufgaben

mag ich persönlich lieber, da wir sie im Alltag einfach nutzen können.

Für den Sprung hinein ins Vergnügen und bei allen <u>dynamischen</u> Aktionen zeichnen <u>innen</u> liegend verantwortlich (grün markiert)

- Zehen und Mittelfußglieder, jeweils I bis III
- die Keil- und Kahnbeine
- das Sprungbein

In diesem Bereich wird die (Sprung-) **Kraft** direkt ohne Umwege über das starke Schienbein **nach oben übertragen**. Flotte, agile Schritte sind so viel leichter zu setzen. Darum legen wir unser Gewicht beim Tangotanzen oder Joggen eher auf den Ballen. Balletttänzerinnen treiben diesen Mechanismus buchstäblich auf die Spitze: Beim Tragen von Spitzenschuhen wird der momentan nicht gebrauchte Stütz-Anteil im Fuß einfach zusammengewickelt und weggepackt. Der Sprungfuß steckt in der verstärkten Schuhspitze wie ein Ei im Becher. Ein effektives System, aber wahnsinnig belastend. Das machen selbst trainierte Füße nicht sehr lange mit.

Zum Stützen beim Stehen benutzen wir zusätzlich die <u>äußeren</u> Anteile der Füße, so als würden wir seitliche Ausleger ausklappen. Das <u>Gewicht verteilt sich</u> so auf eine größere Standfläche.

- Zehen und Mittelfußglieder, jeweils IV und V
- Würfelbein
- Fersenbein (mit seinem Kontakt zum justierenden Wadenbein)

Follow function!

Beim Tanzen, Joggen, Hüpfen oder Spazierenstehen auf dem Weihnachtsmarkt oder an der Supermarktkasse hilft dir diese Einteilungsidee sehr gut, deine Füße biomechanisch geschickt einzusetzen.

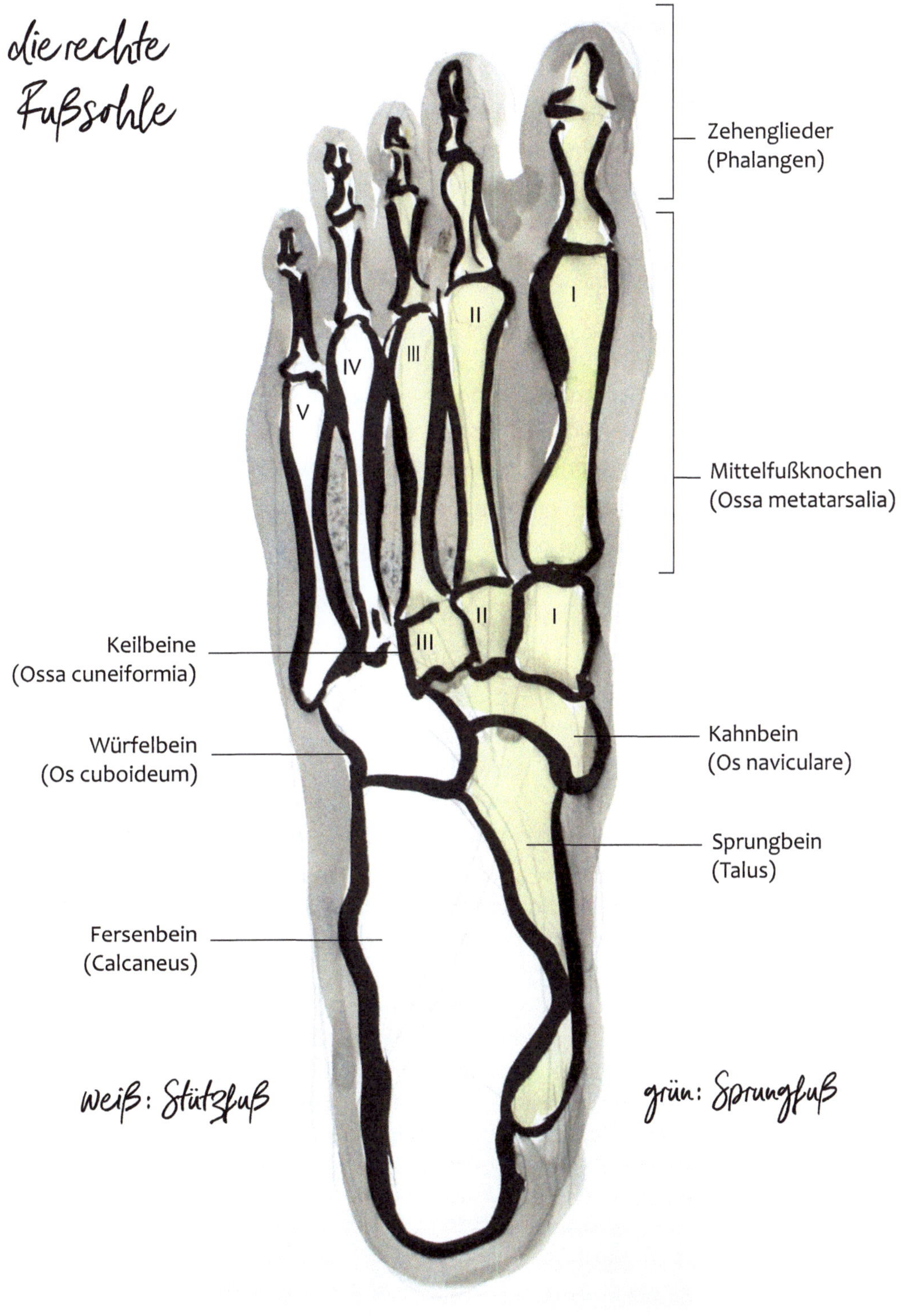

die rechte
Fußsohle
Zehenglieder
(Phalangen)
Mittelfußknochen
(Ossa metatarsalia)
V
IV
III
II
I
III
II
I
Keilbeine
(Ossa cuneiformia)
Würfelbein
(Os cuboideum)
Kahnbein
(Os naviculare)
Sprungbein
(Talus)
Fersenbein
(Calcaneus)
weiß: Stützfuß
grün: Sprungfuß

Probier's aus!

Leg das Buch beseite. Ja, jetzt gleich! Zieh deine Schuhe aus und geh ein paar Schritte umher, meinetwegen auch zum Kühlschrank, oder hol dir eine Tasse Kaffee. Und ja, während du liest, werde ich dich noch öfter zum Rumturnen animieren.

Fuß-Gruß

Fühl dich auf dem Weg in deine Füße hinein, sag ihnen einfach mal „Hallo, wie geht's, wie steht's?" (Nur eine kurze Bestandsaufnahme: Die Worte „richtig" und „falsch" bleiben in der Schublade, Wertung verboten!)

- Wie fühlen sich deine Füße an? Warm? Kalt?
- Fühlst du den Untergrund? Parkett oder Teppich? Warm oder kalt?
- Welcher Teil deiner Pfoten setzt zuerst auf dem Boden auf?
- Was bewegt sich alles da drin in deinen Füßen? Spürst du Gelenkflächen gleiten? Welche?

Was passiert füßisch beim Stehen?

- Wie ist dein Gewicht verteilt? Eher innen? Außen? Hinten? Vorne?
- Wenn du einen farbigen, gestempelten Fußabdruck hinterlassen würdest, wie würde der aussehen?
- Haben deine Zehen Bodenkontakt?

Den Sprungfuß entdecken

Stell dir vor, du stehst an einer Absprungrampe, deine Zehen liegen fast schon über der Kante. Such dir ein angenehmes Bild aus: ob du im Geiste vom 3-Meter-Brett hechtest, schispringst oder lieber in einen flauschigen Kissenberg hopsen magst, bleibt dir überlassen.

Geh in die Knie, so als würdest du dich auf einen Stuhl setzen. Der Oberkörper ist leicht vornübergebeugt, sonst kippst du nach hinten. Wenn du dich mit gestreckten Armen auf den Oberschenkeln abstützen kannst wie Rennfahrer Biberle beim Schifahren, passt es. Jetzt schwinge beide Arme nach hinten und verziere den Schwung mit einem gedachten oder ausgesprochenen „Hopp!" Na, was passiert? Probiere auch aus, was geschieht, wenn du die Arme nach vorne fliegen lässt.

MUSKELN UND BÄNDER

Die beste Knöchelei ist nichts wert ohne Muskeln. Knochen sind da, um bewegt zu werden. Ohne Sehnen, Bänder und Faszien würde das Gerüst einfach auseinander purzeln.

(Das fällt uns leider manchmal vom Bildschirm, der unsere Fußfreunde in Röntgenmanier als statisches Skelett darstellt. Auch die bindegewebigen Anteile und Muskeln können nach einem Knochenbruch oder Gelenkschaden schwer beleidigt sein.)

Die Burschen für's Grobe: Fußmuskeln am Unterschenkel

Die Füße werden über mehrere Muskel- und Faszienteams bewegt. Die Burschen für's Grobe, die deinen **Fuß als Ganzes** heben, kippen oder im Sprunggelenk strecken lassen, wohnen allerdings in der Nachbarschaft: im **Unterschenkel**. So sind sie als lange, starke Gesellen in der Lage, mittels Hebel mit höherer Kraft zu arbeiten. (Merke: Zuerst der Hebel, dann die Kraft!)

Sie setzen an der Fußsohle an, schlüpfen an verschiedenen Stellen um die Fußkante herum, ziehen dann an Schien- oder Wadenbein entlang bis zu ihrem Ursprung in der Nähe des Knies. Stimmt deren Spannungsverteilung, ist dein Fußgewölbe quer und längs sauber federnd aufgespannt. Plattfuß ade! (Siehe Abbildungen Seite 26)

Vorne nach innen zur Sohle

Der **<u>vordere Schienbeinmuskel</u>** (M. tibialis anterior) setzt oben außen am Schienbein an, zieht mit seinem sehnigen Anteil vor dem Innenknöchel vorbei, hält sich seitlich am Keilbein I (Os cuneiforme) fest und ankert an der Sohle am Mittelfußknochen I (Os metatarsale I). Unterwegs stabilisiert er unterstützend das Sprunggelenk.

Greife von außen, am Knie vorbei mit deiner rechten Hand den mittleren Teil der rechten Fußsohle und spiele „Hacke / Spitze". So kannst du die **Mission „Hacke"** (Dorsalextension) deines vorderen Schienbeinmuskels simulieren.

Beim Gehen hilft er dir, deinen Spielbein-Fuß zu heben. Setzt du deine Ferse für den nächsten Schritt, hält er den Vorfuß oben. Wenn du also bei einem ungewohnten Gewaltmarsch anfängst, über deine eigenen Füße zu stolpern, schwächelt genau dieser Muskelbruder.

Dann ist schnell klar, wie und warum es bei einer Schwäche der Fußheber zum „Steppergang" kommt: Wie bei einer gehenden Marionette wird das Knie vom (imaginären) Faden weit nach oben gezogen, um den herabhängenden „Marionettenfußklotz" nach vorne zu schleudern. Sonst würde der Fuß ja schleifen.

Da dieses Gangbild wirklich nicht alltagstauglich ist, lohnt es sich, bei älteren Menschen mit neurologischer Vorgeschichte oder Grunderkrankungen, die als Spätfolge Nervenprobleme machen können (Periphere Neuropathie, z.B. bei Diabetes, durch eine Chemotherapie), nach solchen Anzeichen Ausschau zu halten. Ursache kann auch eine Druckschädigung durch einen ungünstig angelegten Gipsverband am Unterschenkel sein, der den zuständigen Nerv (Nervus peroneus) einfach abklemmt.

Ansonsten ist eine der Hauptaufgaben des vorderen Schienbeinmuskels das Knicken im Knöchel nach innen – **Supination** – d.h. die äußere Fußkante senkt sich ab, die Innenseite hebt sich, als würdest du deine Füße am Äquator eines Fußballs parken. Diese **„Kletterfuß-Haltung"** einzeln angewandt ist nützlich zur Kokosnussernte. Auf der Erde – vor allem in holprigem, schiefem Gelände – hilft er in Kombi mit **„Vorfuß heben"**, den Gesamtfuß auszutarieren, z.B. beim Rasenmähen am Hang oder bei Almwiesen-Kuhflucht.

Vorne über den Fußrücken

Der M. extensor digitorum longus – vulgo **langer Zehenstrecker** – setzt außen am oberen Schienbein an und zieht, in etwa vor dem Wadenbein gelegen, zum oberen Sprunggelenk. Auf Höhe des Außenknöchels, vorne leicht von der Mitte nach außen versetzt, **fächert** er sich in seine **sehnigen Ausläufer** auf, die über den Fußrücken schließlich **oben an den Zehenendgliedern II-V** andocken (Dorsalaponeurose). Um den Knöchel liegen mehrere breite, manschettenartige Querbänder, damit die Sehnen dort bleiben, wo sie hingehören.

So zieht dieser Muskel „seine" **Zehen** und den Fußrücken **nach oben** und hilft, den Fuß im Knöchel **nach außen zu knicken: Pronation** (Gegenteil von Supination, s.o.). Du kennst vielleicht noch die beliebte, aber entwürdigende Turnübung von früher: „So! Und jetzt laufen wir alle zwei Runden auf den Innenkanten!" (...watschel, watschel).

Probier's aus:

- Stelle deine Füße flach auf den Boden, im Sitzen oder Stehen ist egal, und streck deine Zehen II bis V zur Decke. Versuche, die Großzehe liegen zu lassen.

- Mit der Handfläche vorne auf den Schienbeinen knapp knieabwärts kannst du gut spüren, wie der lange Zehenstrecker anspringt.

- Ziehst du zusätzlich zu den Zehen auch den Fußrücken im Knöchel nach oben, spielt der vordere Schienbeinmuskel ebenfalls mit.

- Versuche, die Muskeltätigkeiten nun einzeln zu fühlen: Hebst du den Fußrücken und lässt deine Zehen entspannt baumeln, wird nur der vordere Schienbeinmuskel aktiv.

Für die **Lüpfung des Zehs Nummer I**, des großen, ist im Bauplan ein eigener vorgesehen: der **lange Großzehenstrecker**. (M. extensor hallucis longus). Sich am oberen Ende an der bindegewebigen Membran (Membrana interossea cruris) zwischen Schienbein (Tibia) und Wadenbein (Fibula) festhaltend, verläuft er am **äußeren Schienbeinrand**.

Dann kreuzt er am Knöchelgelenk leicht von der Mitte nach innen versetzt, mit seiner sehnigen Fortsetzung dem Mittelfußknochen I am **Fußrücken** folgend, um oben am Endglied des **großen Zehs** zu ankern. Bei der Supination des Fußes (Stichwort „Kokospalme") darf er auch mithelfen.

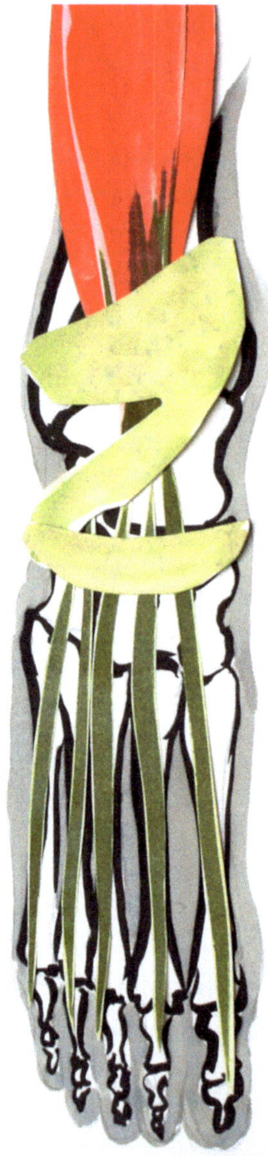

Das Kranprinzip am Fußrücken

Die (roten) Fußmuskeln, die am Unterschenkel wohnen, erreichen mit ihren sehnigen (hier grünen) Verlängerungen die Endglieder der Zehen.

Diese laufen in Sehnenscheiden wie ein Seil in einem Rohr. So schlüpfen sie besser bei der Übertragung der Zugkräfte.

Die (hier hellgrünen) Quermanschetten halten die „Seile" am Knöchel: Sie leiten den Zug quasi um die Kurve.

Vorne außenrum zur Sohle

Der **lange Wadenmuskel** zieht an der **Unterschenkelaußenseite** hinab. Abhängig von der Literatur trägt er zwei verschiedene Namen: M. peroneus longus (ein bissel veraltet) bzw. M. fibularis longus, passend zur Fibula, dem Wadenbein.

Er entspringt am oberen Ende des Wadenbeins mit Verbindung zum Schienbein und zum Teil an den bindegewebigen Hüllen seiner Muskelgefährten. Von dort zieht er als sehniger Ausläufer gerade nach unten, wo er sich **hinten am Außenknöchel** entlang zu den Fußwurzelknochen erstreckt und dann **zur Sohle** schlüpft. Diese kreuzt er und hält sich am Keilbein I sowie Mittelfußknochen I fest.

Seine Aufgaben sind die Mitwirkung am „Innenwatschelgang" (Pronation) und an der Mission „Ballettfuß". Zusammen mit dem vorderen Schienbeinmuskel (M. tibialis anterior) sorgt er für genügend Spannung im Quergewölbe.

Hintenrum zur Sohle

Der **Wadenmuskel** (M. triceps surae) übergibt der Achillessehne, die am Fersenbein andockt, Fußstreck-Impulse (Plantarflexion, „Ballettfuß", auf Zehenspitzen stehen, bergab gehen) und besteht aus drei zusammenwirkenden Brüdern:

- dem **Zweibäuchigen Wadenmuskel** (M. gastrocnemius), mit Ansatz am unteren, hinteren Ende des Oberschenkelknochens
- dem **Schollenmuskel** (M. soleus), setzt an den rückwärtigen Flächen des Schien- und Wadenbeins an und
- dem **Fußsohlenmuskel** (M. plantaris).

Befestigt am Oberschenkelknochen im hinteren Kniebereich, strahlt der dünnste der **„stramme Wadeln"-Vereinigung** (der Fußsohlenmuskel) in die Faszie des Schollenmuskels (M. soleus) und die Achillessehne ein. Vollgepackt mit Propriorezeptoren (Rezeptoren für Tiefensensibilität und Raumgefühl), scheinen seine Hauptaufgaben in der Rückmeldung an die Zentrale zu liegen: Informationen über deine aktuelle Stellung im Raum, dein Bewegungsausmaß im hinteren Geläuf und die daraus resultierenden Anforderungen an die Fußausrichtung.

Das bedeutet ganz konkret für den Alltag: Jede Bewegung, bei der die Wadeln samt unserem kleinen schlauen Freund beansprucht werden, also gedehnt und wieder angespannt werden, ist **Balancetraining**! Dass dies nur funktioniert, wenn die Knöchel frei sind, ist klar. Auch, dass hohe Absätze die Dehnung der Wadeln und damit propriozeptorische Info-Weiterleitung einschränken. (Trägst du immer High Heels, werden sich die rückwärtigen Strukturen deiner Unterschenkel mit der Zeit verkürzen. Darauf komme ich an anderer Stelle zurück.) Drum raus aus den Stiefeln! Auf geht's!

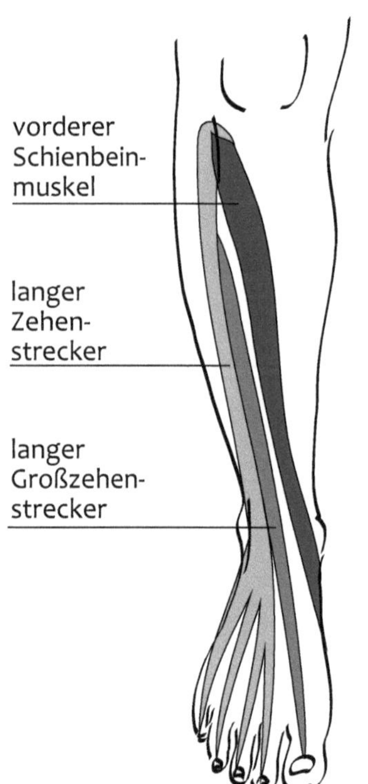

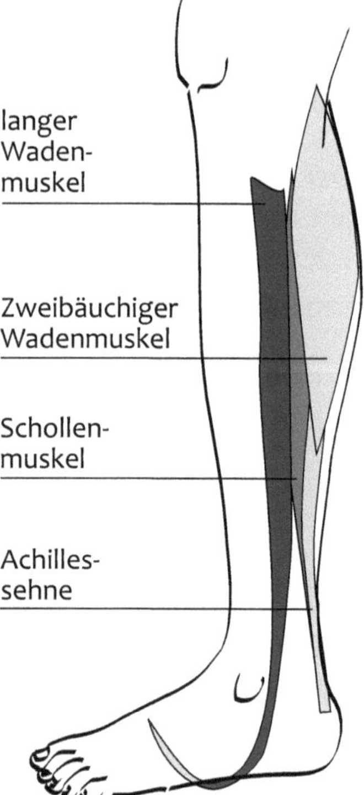

Feinjustierung:
die kleinen, fußinternen Muskeln

Die Fraktion der Feinarbeiter, die **kurzen Fußmuskeln**, wohnen direkt im Fuß selbst (intrinsische Muskulatur):
am Fußrücken, an bzw. in der Sohle sowie den Ballen und sogar als winzige Steuerleute an den Zehen.

Am Fußrücken

vereinigen sich die **kurzen Zehenstrecker** (M. extensor digitorum brevis) mit den langen, die vom Unterschenkel kommen, um deine Zehen zu lüpfen. Wieder hat die Großzehe einen eigenen, den **kurzen Großzehenstrecker** (M. extensor hallucis brevis). Diese Fraktion schmiegt sich – zusammen mit ihren langen Brüdern – unter die Querbändermanschetten am Knöchel.

Der **kleine Zeh** (Nummer V) bleibt unversorgt. Wirklich! Habe ich anfangs nicht geglaubt. Er hat einfach **keinen Lüpfer**. Es ist also völlig normal, wenn du ihn nicht heben kannst.

Ein wenig seitlich winken hingegen kann funktionieren, das bewirkt der Minimuskel mit dem pompösen Namen **Kleinzehengegenübersteller** oder noch besser: Musculus opponens digiti minimi. Er ist oft im Kleinzehenballen zu Haus, aber nicht jeder Mensch besitzt einen.

An der Fußsohle

Die äußerste Fußsohlenschicht unter der Haut bildet eine **Sehnenplatte** (Aponeurosis plantaris), die, am **Fersenbein** befestigt, sich im mittleren Bereich fünffach auffächert und die **Zehenunterseiten** erreicht. Die einzelnen Strahlen sind zusätzlich fein querverwoben.

Diese Schicht hat über eine lange Muskel-Faszien-Kette Verbindung bis zu deiner Stirne: die Beine hinten und den Rücken hinauf über den

Nacken, Hinterkopf, an der Kopfschwarte entlang zur Mitte deiner Augenbrauen. Kein Wunder also, dass entspanntes Lächeln statt grummeligem Stirnrunzeln zu entspannten Füßen führen wird und umgekehrt, und das nicht nur via Seele, sondern ganz körperlich.

Darunter, ebenfalls sich am Fersenbein festhaltend, tun die **Zehenbeuger** ihre Dienste: eben **beugen** und das **Längsgewölbe** spannen. Wie gewohnt teilen sich die Arbeit der däumlich-zuständige **<u>kurze Großzehenbeuger</u>** (M. flexor hallucis brevis) sowie der die Zehen II bis V bewegende **<u>kurze Zehenbeuger</u>** (M. flexor digitorum brevis). Der kleine Zeh besitzt sogar zusätzliche eigene Bedienstete zum Beugen und Abspreizen.

Noch tiefer drin – sogar zwischen den Fußknochen – wohnen noch jede Menge kleinere Muskeln und Minimuskeln. Sie sind für die **Feinjustierung** deiner Fuß- und Zehenbewegungen zuständig und helfen mit ihren sehnigen Verbindungen bei der **Aufspannung** des Gewölbes, quer und längs.

Trotz ihrer hochwichtigen Aufgaben und Anteile am Ganzen erlaube ich mir, selbige nur als Gruppe zu nennen. Für's grundlegende Verständnis deiner Füße genügt es, die wichtigsten Protagonisten zu kennen. Einzelporträts würden den Rahmen sprengen (und dein Hirn, meins auch).

Das Zeltprinzip in der Sohle

Die (rot eingezeichneten) Fußmuskeln an der Sohle reichen von der Ferse bis zu den Zehen. Tiefere Schichten laufen quer und diagonal. Sie sind nicht alle eingezeichnet, nur Beispiele, die dir das Prinzip verdeutlichen möchten.

So spannen sie geschickt im Team das Fußgewölbe quer sowie längs zusammen mit den Muskeln am Unterschenkel sauber auf – ähnlich wie Bogensehnen – und bilden eine federnd-stabile Basis.

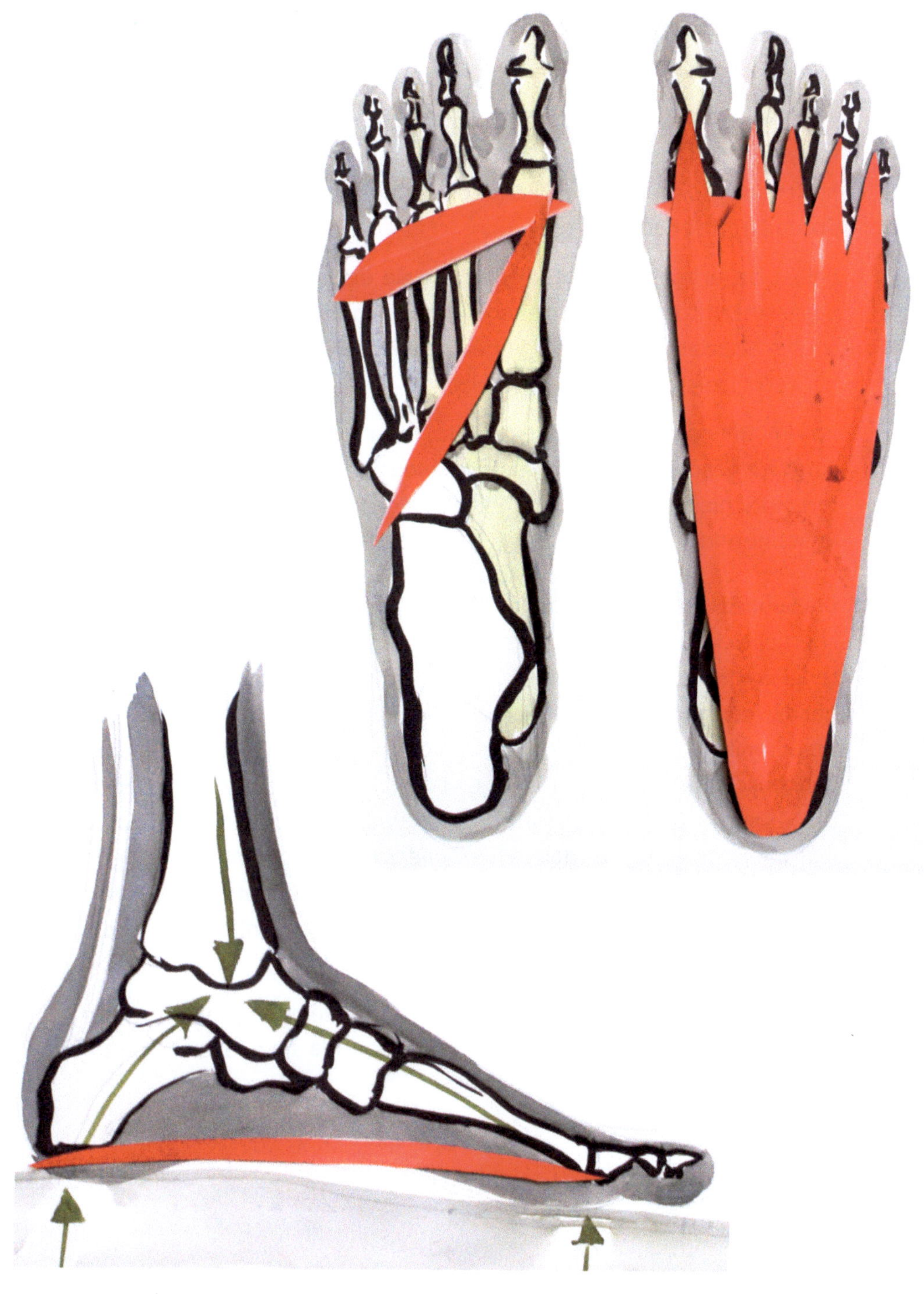

Die Achillessehne und andere Bänder

Die **Achillessehne** (Tendo calcanei) ist die kräftigste ihrer Art in unserem Körper. Sie verbindet die Wadenmuskeln, die zum Teil ja schon am Oberschenkel ansetzen, mit dem Fersenbein und überträgt deren Zugkraft: eine großartige Federverbindung, die dir (fast) känguruähnliche Sprungkraft verleiht.

Selbst bei artgerechtem Gebrauch ist sie deshalb starker Belastung ausgesetzt. Kommen Achsenabweichungen im Sprunggelenk hinzu (durch abgelatschte Absätze oder Senk-Spreizfuß) wird sie über Gebühr strapaziert und reagiert gereizt.

Ihr umhüllendes Gewand aus zartem, mehrschichtigem Gleitgewebe sorgt für geschmeidiges Schlüpfen. Einen Teil der Reibungskräfte puffert ein Schleimbeutel (Bursa tendinis calcanei) ab, der zwischen Achillessehne und Fersenbeinhöcker (Tuber calcanei) seine Dienste tut.

Die **Sehnenverlängerungen der Fußmuskulatur** müssen an vielen knöchernen Ecken und Kanten vorbei, an denen sie sich aufscheuern könnten. Für ihren Schutz und um „geölte" Bewegungen zu ermöglichen, hat die Natur dort **Sehnenscheiden** eingebaut: bindegewebige Hülsen, gefüllt mit „Schmiermittel". Werden die Muskeln und Sehnen in den Sehnenscheiden zu wenig bewegt, bildet sich nicht genug „Schmiere". Die „Hülsen" und darin verlaufende „Kabel" können dann verkleben, was das Bewegungsausmaß evtl. schmerzhaft einschränkt. An einigen Stellen wurden besonders fiese Kanten mit **Schleimbeuteln** kissenartig unterpolstert. Das schützt gleichzeitig die empfindliche Knochenhaut durch Verteilung des Drucks.

Zudem würden die 26 knöchernen Bauteile auseinanderfallen, wären da nicht zahlreiche Bänder- und Minibänder, die sie wie Tesastreifen verbinden helfen.

DIE ANDEREN BETEILIGTEN

Blut- und Lymphgefäße

Wer arbeitet muss auch essen! Und atmen: „Weil die Sach' ist die, wenn nimmer schnaufst, dann bist hie!" (also tot).

Ständig, unser ganzes Leben lang, arbeiten unsere treuen Füße und tragen uns durch die Gegend. Das kostet viel Kraft, auch Baumaterial, um Ausbesserungen vornehmen zu können. Über Blutgefäße, die sich ganz fein verästeln, bringt unser Blut Nähr- und Baustoffe sowie Sauerstoff bis in die entlegensten Zellen und transportiert ab, was nicht mehr gebraucht wird.

Natürlich fahren auch die Angehörigen des Immunssystems bis in deine Füße, um Entzündungen zu bezähmen oder Krankheitserreger einzufangen, wenn du in eine Glasscherbe getreten bist.

Das Lymphsystem arbeitet ähnlich wie die rote Versorgungsfraktion, nur ein wenig langsamer. Seine Schwerpunkte sind die Regulation der Flüssigkeit zwischen den Zellen und die Abwehr.

Das Blutgefäßsystem ist zudem quasi eine interne Zentralheizung. Es bringt Wärme vom Zentrum in die Peripherie: deine Füße. (Ja, okay. Klappt nicht immer, in Härtefällen muss die gute, alte Wärmflasche her.) Ist es draußen kalt, verengen sich die Adern in den Pfoten, um Energieverlust zu vermeiden.

Nerven

Unsere Füße sind hochkomplexe, feinst ausdifferenzierte Gebilde und Fühler, um unsere Umwelt bodenständig, schrittweise wahrzunehmen und möglichst optimal zu reagieren. Wen wundert's da, dass tausende Nerven – motorische und sensorische, tiefe und oberflächliche – sowie Rezeptoren mit im Bunde sind?

Fettpolster

In unserer Fußsohle befindet sich zusätzlich zu den Muskeln ein dickes, festes Fettpolster. Es dämpft die Belastung beim „Anprall" auf die Erde. Dass es beim Gehen nicht auseinanderpflatscht, ist es innen gekammert wie ein abgestepptes Kissen.

Knorpel

überziehen als glattes, druck- und biegeelastisches Baumaterial die Gelenkflächen. So schützen sie den Knochen vor Abnutzung und gewährleisten abriebfreie Bewegungen. Robust und trotzdem flexibel – ähnlich wie Hartgummi – fangen sie Stöße ab.

Leider ist die Knorpelmannschaft von der körperlichen Kantinenversorgung ausgeschlossen. Da sie keine Butgefäße enthalten, müssen sie anders an Nahrung kommen: Das erledigt zum Teil die Knorpelhaut . Das reicht aber leider nicht, drum holen sie sich Flüssigfutter aus ihrer Umgebung, wie ein Schwamm, den du zusammendrückst, in die Kaffeepfütze legst und aufsaugen lässt. Den Knorpeln Druck und Entlastung – ganz einfach durch Bewegung – zu gönnen, stellt ihre Versorgung sicher. Sonst werden sie mürbe und können ihre Aufgaben nicht mehr gut erfüllen.

Gelenkschmiere

Die Synovia, um sie bei ihrem hübscheren Namen zu nennen, füllt den Gelenkspalt: eine ölig-zähe Flüssigkeit, die einen Gleitfilm über die Gelenkflächen legt. Gebildet wird sie von der innersten Haut im Gelenk. Sie stellt der Knorpelmannschaft außerdem die Flüssignahrung bereit.

Faszien

sind relativ dünne, aber sehr stabile Häute, die deinen ganzen Körper wie ein Netz durchziehen, die deine Muskeln innerhalb der Muskelspindel portionierend und außen umfassend umhüllen. Sie sind oft mit den kraftübertragenden Sehnen verwachsen. Vielleicht hast du schon mal ein Rinderfilet gerichtet: Diese zäh-feinen, fast durchsichtig weißen Häutchen, die du dabei abgepfrimelt hast, sind Faszien.

Sie überziehen unter der normalen Haut auch deinen ganzen Fuß wie ein schützender Strumpf, der an den Fußkanten befestigt ist. An der Sohle finden wir die Plantarfaszie (Aponeurosis plantaris) zwischen dem oben beschriebenen Fettpolster und den Muskeln.

Lange Zeit dachte man, dass Faszien „nur" Füllmaterial wären. Inzwischen weiß man, dass in ihnen eine Menge Rezeptoren Informationen sammeln und weitergeben, zum Beispiel Schmerz, Temperatur, Änderungen in Bewegung, Druck und chemischem Milieu. In ihnen sind zudem glattmuskelähnliche Zellen verbaut, darum können sie sich an- und entspannen. (Verspannen geht dann logischerweise auch ;) Diese Zellen hören auf Kommandos des vegetativen Nervensystems, was bedeutet, sie reagieren bei Stress.

Außerdem haben sie einen guten Anteil als Spannungsnetzwerk oder Stoßdämpfer an der Federwirkung bei Bewegungen. Ein Känguru könnte ohne Faszien nie so weit springen, geschweige denn sanft landen.

Andere Faszien kleiden ordnend, manchmal zu Bündeln zusammenfassend, Nervenbahnen und Gefäße. Auch die (schmerz-) empfindliche Knochen- und Knorpelhaut gehört zum Faszienteam.

Diese schlauen Häute sind im ganzen Körper verbunden. Sie reichen sich die Hände, greifen ineinander und bilden zusammen mit Muskeln und Sehnen Bahnen, die von den Zehen bis zum Kopf reichen. Geschickte Pathologen können manche dieser Ketten sogar komplett herauspräparieren und darstellen.

Gehirn

Obwohl es am anderen Ende arbeitet, hat es seine Finger tief in der Bewegungskiste und beeinflusst mehr als du denkst die Art und Weise, wie du deinen Körper und die Füße benutzt – bewusst und unbewusst. Lass dich überraschen!

FAZIT

Jetzt haben wir alle Beteiligten in unseren Füßen kennengelernt:

- **das Gerüst**: die Knochen
- **die Gerüstbeweger**: die Muskeln
- **die Schnittstellen zwischen Gerüst und Gerüstbeweger**: Sehnen, Faszien, Knorpel
- **die Ernährer und Kümmerer**: Blut- und Lymphsystem, Synovia
- **die Lotsen**: Nerven, Gehirn (samt Nervensystem)

Eine Besetzung, die auf großartige Weise zusammenarbeitet, um dich energiesparend, elegant und leichtfüßig zum Ziel deiner Träume zu tragen! Natürlich schmerzfrei.

Und ließest du sie alle miteinander einfach ihrer Stellenbeschreibung entsprechend arbeiten, bei artgerechter Haltung, müsstest du nicht mal darüber nachdenken: Alle Mitspieler würden...

- effektiv zusammenarbeiten
- geschmeidig aneinander vorbei und entlang gleiten
- sich unterstützen, statt einander auszubremsen
- sich entspannt in die Aktionen des Restgestells einfügen.
- sich bei Störungen oder Irritationen selbst regulieren und heilen

Eine wahrlich paradiesische Situation!

Das ist der Urzustand deiner Füße, den wir wieder erreichen wollen!

Und das werden wir, Schritt für Schritt.

Bravo, du hast dich wirklich tapfer durch das zugegeben manchmal ein bissel trockene Land der Anatomie gelesen. Hast du Lust auf eine kleine Reise nach Tibet? Als Belohnung?

DER YETI HAT KEIN FUßWEH

Komm, heut ist ein guter Tag, um in den Unsichtbarkeitsflieger zu steigen und durch ein Wurmloch ins ferne Gebirg zu sausen. Mission Yetis beobachten!

Über der weiten, glitzernden Schneefläche sinken wir hinab und schau! Da hinten! Dort bei den Felsen ist einer! Oder eine, kann ich nicht so genau erkennen. Stapft mit einem Sack auf dem Buckel, ein fröhliches Liedlein pfeifend, das steinige Bachbett hinauf.

Noch ein bissel näher, ganz leise im Unhörbarkeitsmodus folgen wir ihm, kommen immer näher – bis wir die Haare auf seinen Ohren erkennen können und seine Füße. Er ist ja barfuß! (Außerdem tatsächlich ein Männchen: Er bieselt grade ein „Y" in den Schnee.)

Er wackelt wohlig mit den Zehen beim Abschütteln, dann latscht er weiter über Stock und Stein, beginnt zu traben – ja, elegant! – und balanciert über einen abgrundüberbrückenden Baumstamm in seine Höhle. Seine Hinterpfoten umfassen die Rundung, als würden sie sich ansaugen. Kein Wackeln, kein Stolpern stört seinen Weg! Ohne Zögern bewältigen seine gewaltigen Fußsohlen stupfigsten Untergrund, schmiegen sich in prachtvoller Nacktheit ganz selbstverständlich an große und kleine Holprigkeiten.

Daheim warten Yetin und Yeti-Junior. Irgendetwas Zottiges undefinierbarer Farben bedeckt einen Teil des Höhlenbodens. Scheint ein Pelz zu sein von einem Tier mit krausen Borsten. Riecht ein wenig streng. Frau Yeti sitzt neben der Feuerstelle auf dem Boden und gräbt ihre nackten Zehen in den Rauh-Flausch. Sie lächelt, greift mit ihren Fußfingern ein sauber geschältes Stöcklein und reicht es ihrem Herzallerliebsten. Aha, ein yetisches Pediküre-Gerät. Unter dem linken Großzehennagel scheint es ihn zu jucken. Erstaunlich, wieviel Material unter seine Nägel passt. Mit der Eleganz ist es jetzt leider vorbei. Diese Spezies unterscheidet wohl nicht zwischen Mund- und Fußpflegewerkzeug.

Das Junge hält mit dem rechten Fuß ein kleinturmartiges Werkstück fest. Die freien Hände komplettieren das Bauwerk oben: Runde Klötzchen scheinen ein Dach zu bilden. Himalaya-Lego?

Und schau: Alle haben so gesunde, so starke, so lebendige Füße! Kein Hallux, keine Arthrosebobbeln, nicht ICD-konform geplättet/gespreizt/gesenkt. Ein Orthopäde würde erst weinen, dann umschulen.

Wie machen die Yetis das denn, zum Kuckuck?

Ganz einfach: Weil sie immer barfuß laufen! Weil sie ihre Füße benutzen!

Ihre Füße das tun lassen, wofür diese so genial gebaut sind: sich in ihrer flexiblen Gesamtheit jedem Untergrund anpassen, aufgespannt als federnd-flexible Basis. So werden ständig alle Gelenke durchbewegt sowie sämtliche Muskeln trainiert und gedehnt. Bänder schlüpfen geschmeidig wie mit Sommersonne geölt. Die zig-tausend Rezeptoren und Nerven erhalten Ansprache, leiten hochzufrieden Informationen an das Bewegungszentrum weiter: Mit so einer feinen Selbstwahrnehmung ist elegant-effektive Fußbenutzung kinderleicht!

„Ich bin kein Yeti. Hab sogar meine Beine rasiert!", denkst du dir jetzt vielleicht. Macht nix. Ich bin auch keiner.

Und die Moral von der Geschicht? (Pardon, die Moral muss heut' ausnahmsweise ohne Reim auskommen.)

Vielfältige Fußnutzung und eine ausgeprägte Wahrnehmung dort unten sind für unseren Yeti GEWOHNHEIT.

Ich will hier nicht postulieren, dass wir von Zottelwesen aus Tibet abstammen, trotzdem sind uns unterwegs viele dieser yetischen Gewohnheiten bei der Entwicklung zu zivilisierten Wesen leider verloren gegangen.

Und damit kommen wir zum nächsten Kapitel: den **Gewohnheiten**, die uns davon abhalten, unsere Füße zweckmäßig und vor allem mühelos einzusetzen, und wie wir das ändern können.

Wohlstands-Gewohnheiten

Um Gewohnheiten zu ändern, zu erweitern, anzupassen oder sonst wie damit zu arbeiten, müssen wir sie erst einmal **finden und enttarnen**. Im Wesen der Gewohnheit liegt es, sich gut zu verstecken. Sonst wäre sie keine. Und wir sollten unterscheiden lernen, ob eine bewusste **Entscheidung** der bewegten Tat vorangeht **oder** ob diese **automatisch** abläuft, ohne dass wir eine Wahl gehabt hätten.

Da Angewohnheiten auch durchaus ihre gute Seiten haben, werden wir sie **beobachten, wahrnehmen, ihren Wert erfühlen, uns ein Urteil bilden und aussortieren**.

Das, was gar nicht mehr taugt, erlauben wir uns, in die Tonne zu treten. (Verschenken geht auch, ist aber nicht sehr nett ;) Denn alles, was wir einmal gelernt haben, können wir auch wieder verlernen.

Die Gewohnheitsjuwelen, die dir füßisch und ganzkörperlich gut tun, behältst du natürlich! Ich bin sicher, du wirst fündig. Staub sie ab und gönne ihnen eine Platz weit vorne in der Vitrine.

Ausgemistet ist Raum für neue Gewohnheiten. Und vielleicht brauchen einige deiner alten nur ein wenig Schliff und frische Farbe.

Da biomechanisch günstiges Stehen eine relativ statische Geschichte erzählt, ist es einfacher zu erfassen, zu untersuchen und zu händeln als die komplexen Bewegungen beim Gehen.

Drum beginnen wir mit dem **Wohlstand.**

Hätten wir sie nicht, müssten wir jede noch so kleine Bewegung mit dem Verstand steuern.

Beobachte das nächste Mal, wenn du deine linke Socke anziehst, wie viele zu steuernde Einzelaktionen dafür allein im Fuß nötig sind. Das Zusammenspiel seiner Bestandteile ist so komplex, dass es unserem Bewusstsein wirklich nicht möglich ist, die zig Einzelaktionen in einer vertretbaren Zeit zu steuern. Von den Händen und dem restlichen Gestell ganz zu schweigen! Da bliebe nach dem Komplett-Anziehen kaum Zeit übrig für anderes – und „in die Socke hinein" ist nur eine kleine, relativ unkomplizierte Mission – verglichen zum Beispiel mit „Gehen".

Deswegen haben die göttlichen Baumeister eine Art **Schublade im motorischen Zentrum des Nervensystems** installiert, in die wir – ohne das großhirnig zu registrieren – hineingreifen. Und dann die zum Anlass passende, vorgefertigte Kombi ablaufen lassen: „Sofa sitzen", „Buch halten" oder „Kaffeetasse zum Mund heben" und „schlucken".

Wie viele dieser Muster für den **aktiven Zugriff** bereit liegen, hängt davon ab, wie **mannigfaltig** du dich normalerweise bewegst, **wie differenziert** du deine einzelnen Körperteile **spürst und benutzt. Untaugliche** und **nicht mehr angewandte Bewegungsabläufe** werden **ohne dein Zutun (!)** aus dem frei zugänglichen Repertoire **aussortiert** und eingekellert.

Auswahl und Umsetzung erfolgen unbewusst.

Das **entlastet unseren Verstand** – so hat er genug Ressourcen für seine Hauptaufgaben: zum Beispiel lesen, den Inhalt verstehen oder ein Buch schreiben. Prima Sache!?

Das Großhirn mag sich nicht so gerne mit bewegendem Alltagskram befassen. (Meines zum Beispiel beschäftigt sich in diesem Moment viel lieber damit, dir diese Zusammenhänge anschaulich zu schildern, als meine Finger auf der Tastatur zu den richtigen Buchstaben zu steuern.)

Wahrnehmung ist der Schlüssel

Möchten wir aber eine **beständige Änderung** von Kraft, Haltung und Beweglichkeit in und oberhalb der Füße erzielen, müssen wir unsere **gewohnten Bewegungsmuster anpassen.** Das geschieht jedoch nur, wenn wir auf der Ebene des **Nervensystems,** also in den Schubladen, eine **Umschaltung zulassen** – und genau das passiert eben nur über die **Wahrnehmung.** Nur bewusst „sehend", in unseren Körper hinein lauschend, können wir die Muster finden, ändern und erweitern, blockierende Verspannungen finden und auflösen: **Verlernen und Lernen.**

„Es läuft doch! Lass mich damit in Ruhe, bin beschäftigt!", wird dein Großhirn rufen und eine Pressemeldung herausgeben, die das Beibehalten deiner alten Gewohnheiten rechtfertigt – ja dringendst anrät, um dich in der vermeintlich altbewährten super Spur zu halten. Da fühlt man sich daheim und nimmt vielleicht lieber Schäden oder Schmerzen in Kauf als den steinigen, anstrengenden Weg Richtung Änderung zu nehmen. Bekannt? „Never change a running system!" Da rennt aber nix mehr! Das „system" hat Fußschmerzen.

Sich zumindest ein wenig für neue Ideen zu öffnen tut nicht so weh. Ausprobieren auch nicht. Bist du bereit, auch noch ein bissel **Hirnschmalz, Ausdauer und – ganz wichtig – Geduld mit dir selber zu investieren,** wirst du bald **Fortschritte** machen: Eigenfuß-Experte werden!

Und dein Großhirn **versöhnen:** Unter'm Strich wird es sehr wohl merken und schätzen, dass es dir in Leib und Seele **wesentlich besser** geht, wenn du so mühelose Bewegungsmuster ins aktive Repertoire – in die täglichen, unbewusste Gewohnheiten – holst.

Tägliche, unbewusste Routine ist eh das beste Training.

Wie solltest du sonst beurteilen können, ob und wie eine Übung oder therapeutische Maßnahme bei dir wirkt und ob sie etwas gebracht hat?

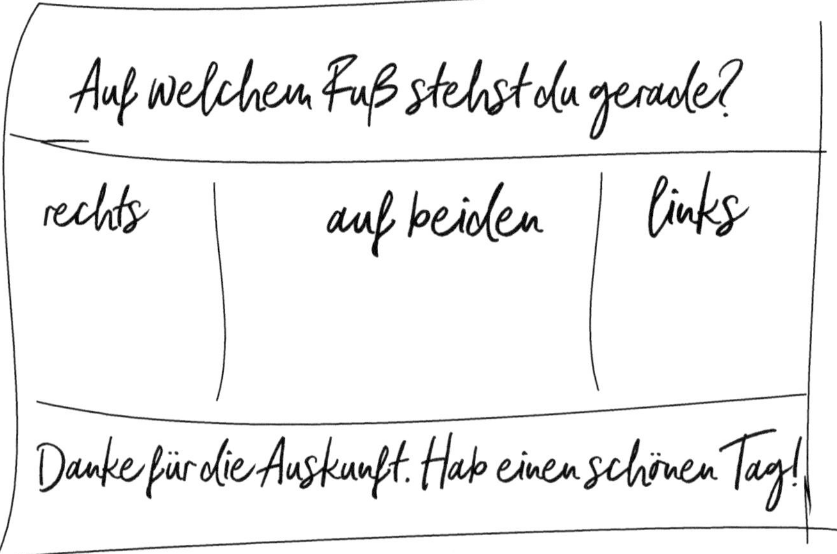

Nimm dir mindestens drei Zettel und beschrifte sie etwa so wie oben. Hänge sie an Stellen auf, wo du tagsüber immer mal wieder rumstehst, zum Beispiel am Spiegel über dem Waschbecken oder über der Arbeitsfläche in deiner Küche. Lege unbedingt jeweils einen Stift dort bereit und sichere selbigen gegen „Diebstahl".

Jedesmal in den nächsten drei Tagen, wenn du vor deiner Studien-Dokumentationstabelle stehst, checkst du deinen Standfuß. Male ein Strichlein in die entsprechende Spalte. Zähle am Ende der Kurzstudie alle zusammen.

Wichtig: Nur beobachten! Sei spontan: Notiere geschwind ohne nachzudenken die Information, die dir deine Körperwahrnehmung, dein Gespür liefert. (Nicht die, welche dein Großhirn gerne hätte.) Korrigiere deine Gewichtsverteilung auf keinen Fall, sonst würdest du das Ergebnis verfälschen. **Werten** ist ebenso **verboten**: Da steht „rechts" und „links", nicht „richtig" oder „falsch".

Na, wie sind deine Stehgewohnheiten?

WIR UNTERSUCHEN DEN WOHLSTAND

Was hast du herausgefunden? Welche Seite dominiert bei dir? Hast du das Ergebnis so erwartet oder bist du überrascht?

Konntest du noch weitere Einflüsse erspüren? Fängst du vielleicht sogar schon damit an, deine Mitmenschen zu beobachten? Steht dein Lebenspartner anders da als du, zum Beispiel beim Kartoffelschälen?

Wenn das nicht so aufwändig wäre, könnten wir in das Experiment noch viele **weitere Parameter** mit einbeziehen und entsprechende **Daten erfassen**. Ich zähl dir mal ein paar auf:

Was passiert direkt in bzw. an den Füßen:

- Wie ist die Gewichtsverteilung im Fuß genau: Eher vorne im Ballen? Gleichmäßig verteilt oder lastet das Gewicht auf einem Punkt? Oder stehst du auf den Fersen? Belastest du mehr die Innen - oder Außenkanten? Wie würde dein Fußabdruck aussehen?
- Wie weit stehen deine Füße auseinander: hüftbreit, Knöchel an Knöchel oder breit wie Heldenschultern, …?
- die Stellung der Füße zueinander: Steht einer weiter vorne als der andere? Zeigen die Fußspitzen nach außen? Falls ja, wie weit? Oder nach innen? Parallel geradeaus oder beide zu einer Seite? Falls ja, welche?…
- Knick im Sprunggelenk? Nach innen, außen? Gar nicht?
- Hast du aktuell bei der „Probennahme" Schmerzen im Fuß? (ja, nein, welcher Fuß?)
- Falls ja, wo genau? (Zehen, Ballen, Fußsohle, Ferse, Knöchel innen oder außen, Achillessehne, …)
- Falls ja, wie sind Schmerzqualität (brennend, drückend, ziehend, …) und Schmerzstärke auf einer Skala von 0 (kein Schmerz) bis 10 (vom Panzer überrollt)?

Was geschieht beim Stehen weiter oben im Gestell:

- Die Stellung deiner **Kniegelenke:** wie weit gebeugt, durchgestreckt, auf beiden Seiten gleich, …?

- Hättest du **Augen auf deinen Kniescheiben**: Würden sie geradeaus nach vorn schauen, schielen oder silberblicken?

- Hältst du dein **Becken gekippt?** Entenpopo oder ziehst du „den Schwanz ein"?

- Wie ist dein **Becken horizontal** ausgerichtet? (Gerade oder steht eine Seite höher als die andere? Wieviel?)

- Ist dein **Rücken** gebeugt, gestreckt, gedreht? (In welchem Bereich? Wie stark? Wie weit?)

- Wo sind deine **Schultern?** Hochgezogen zu den Ohren? Locker auf dem Rumpf liegend?

- Hältst du den **Nacken** gerade? Blickst du nach unten oder oben? Wie weit?

- Trägst du deinen **Kopf** über oder vor dem Rumpf? Fühlt er sich schwer oder ganz leicht an?

- Ist dein **Kopf zur Seite** geneigt? Auf welche? Wie weit?

- Wo genau im Körper wendest du die **Kraft für's Stehen** auf?

- Spürst du **Anspannung / Verspannung** in den Beinen, im Rumpf, Schultern, Nacken? Oder gar Schmerzen (Schmerzqualität, -stärke)? Wo zwickt's?

- Ist Stehen für dich in diesem Moment **mühelos oder anstrengend**? Wo genau spürst du die Mühe? Wie würdest du sie beschreiben? Welche Bilder würdest du verwenden, um sie mir zu erklären?

Äußere Einflüsse:

- Welche **Schuhe** trägst du: Pantoffeln, Straßenschuhe, die schicken Sitz- und Stehschuhe, gar keine, barfuß oder strumpfsockig, …?

- Daheimrum-Gewand, Stretch-Röhrl-Hosen, Anzug, Dirndl, …?

- Die Beschaffenheit und Temperatur des **Bodens:** kalte Fliesen, die Kante des Badezimmerläufers, Küchenlinoleum, flauschig-warmer Hochflorteppich, …?
- Wo bist du gerade: an der Bushaltestelle, in der Warteschlange im Supermarkt, zähneputzend am Waschbecken, …?
- Die Höhe des Herumstehgrunds (z.B. Waschbecken) im Verhältnis zu deiner Körpergröße (Konkret: Musst du dich bücken?)
- Ist sonst noch jemand da? Ist derjenige größer oder kleiner als du, d.h. reckst du dich oder faltest du dich ein bissel kürzer, wenn ihr miteinander sprecht? Vielleicht ist die Person ja auch schwerhörig, so dass du dich ihr zuwendest?
- Trägst du eine Brille? Beeinflusst der Bereich des Scharfsehens (also beim Durchgucken) deine Haltung? Wenn ja, wie?

Gemüts-Parameter:

- Bist du zufrieden, fröhlich, genervt, ärgerlich, gehetzt, gestresst, zornig, beschwingt, glücklich…? Schimpfst du oder lachst du?
- Wo treiben sich deine Gedanken gerade herum? Noch konzentriert auf eine Idee oder im Schaum der Handseife? Oder sausen sie schon zur nächsten Mission?
- Ganz ehrlich: Willst du gerade wirklich genau hier sein oder lieber woanders? Passt dir dein „Standpunkt"?

Daten zur Situation:

- Was hast du vorher getrieben? Warst du in Bewegung: im Schwimmbad, beim Wandern, Tanzen, Tai Chi, Fußballspielen, …?
- Hast du die zurückliegenden Stunden (oder gar Tage) als Schreibtischheld verbracht? Als Nähmaschinenbedienerin? …
- Bist du viel herumgestanden? Wie lange? Unter welchen Umständen? (Zur Erfassung nochmal von vorne beginnen;)
- Bist du fit wie ein Turnschuh oder müde?

- Stehst du angelehnt an der Wand oder Tischkante? Mit überkreuzten Beinen? Oder aufgestützt auf einen Hackelstock, Regenschirm, Gartenspaten, Ehepartner, …?
- Trägst du eine Last? Wie? Wo? Wie viel wiegt das Ding?

Das sind ganz schön viele Daten, die wir erfassen könnten, was? Und die würden ja nur für eine ganz genau definierte Situation gelten. Da wir aber in der Regel keine Regisseure für unseren Alltag haben, die darauf achten, dass jede unserer Aktionen bis ins winzigste Detail gleich abläuft (was total fad wär'), ergeben sich unzählige Wirk-Kombinationen, die unser Stehen beeinflussen. Und von denen liegt ein großer Teil außerhalb der Füße.

Tut mir leid, aber wenn wir uns mit den Füßen beschäftigen, kommen wir um eine genaue Untersuchung des aufrechten Stands nicht herum. Sie sind die letzten in der Kette, am Ende angebracht, und müssen zwangsläufig den Unfug abfangen, den die oberen körperlichen Genossen einleiten, oder Impulse verarbeiten, die aus dem Umfeld kommen. Das kann füßische Kapazitäten ganz schön überlasten oder – geschickt verarbeitet – entlasten. Das macht sie glücklich. Und dich auch!

Um dir die Komplexität des simplen Stehens begreifbarer zu machen, beschreibe ich dir im folgenden zwei Szenen. Deine Aufgabe dabei: Versetze dich in Gedanken hinein in die Geschichte, in die Protagonisten. Rieche, höre, sieh aus ihrer Perspektive. Versuche ganz genau zu nachzufühlen, was die Personen in der Geschichte spüren: in den Füßen und seelisch und körperlich und außenrum. Finde deren Körperwahrnehmung, spüre nach!

Wenn du möchtest, darfst du das auch nachspielen und es so körperlich erforschen. Ändere gerne das Bühnenbild oder die Figuren, füge etwas hinzu, ändere oder lass weg. Oder erfinde eigene Szenen. Vielleicht erinnerst du dich auch an besondere, eigene Standbilder, ganz nach Gusto, alles erlaubt. Nur: **Fühl dich tief hinein! Viel Vergnügen!**

Probier's aus!

Standbild 1

Eine junge Frau, schmalknochig, schlank und kurz an Wuchs in Tramper-klamotten, einen Rucksack auf dem Buckel, aus dem diverse Camping-accessoires baumeln, zu nachtschlafender Zeit am Bahnhof von Abisko, Lappland. Trotz sommerlicher Zeit herrschen nasskalte Temperaturen, entsprechend hat sie sich eingemummelt, so dass sie daherkommt wie das Michelin-Männchen. Sie jammert ein bissel in ihre Teetasse hinein, die sie mit beiden Händen vor dem Mund hält.

Ihr Begleiter schleppt einen noch größeren Rucksack. Macht aber nix: Er gehört eher der Baureihe Wikinger an: robust, schwer, zwei Köpfe größer als sie. Stiernacken. Seine dünne Jacke ist offen, drunter nur ein T-Shirt. Doc Martens an den Füßen, breiter Helden-Stand. In der Linken trägt er locker eine Tüte (Futtereinkäufe wahrscheinlich). Mit der Rechten hält er den Reiseführer, schmökert und schwärmt gestikulierend in freudiger Er-wartung des nächsten Ziels. Vor fünf Minuten hat er den letzten Schoko-riegel aufgegessen.

Standbild 2

Jazzkeller, Jamsession: schummrig beleuchtet, fiebrige Luft, tierisch ver-raucht (wenn das noch erlaubt wäre).

An der Bar ein etwas spillerig-dürrer Studienrat oder Ähnliches, Mitte fünfzig. Lesebrille, ein randloses Halb-Modell, Anzug, dunkelbraun, Hu-manisten-Flicken (kariert) an den Ärmeln. Er wendet der Theke den Rü-cken zu, Ellbogen nach hinten gerichtet, hängt er dort aufgestützt, kon-zentriert lauschend. Wippt ganz diskret im Takt mit dem Kopf. Und natür-lich hält er ein Pilsglas in der Hand, wahlweise Toskana-Wein.

Die Wirtin hinter der Theke ist schon seit Morgengrauen auf den Beinen. Großmarkt, Bierkisten laden, Gläser spülen etc. Äußerlich und innerlich ist sie irgendwie aus den Sechzigern übrig geblieben: eine großartige Mama-Althippie-Wuchtbrumme. Hinter dem Tresen ist es recht eng, mehr als ein Viertelschritt in jede Richtung ist nicht drin.

Auf der gefühlt einen Quadratmeter großen Bühne sitzen die Musiker. Der Swing pulsiert durch seine Macher, sie schwitzen fröhlich, treiben sich gegenseitig an. Der Posaunist passt nur noch stehend drauf. Gut, dass ihn sein langes Knochengerüst über die Kollegen hebt. Gut, dass sein Geierhals auch posaunierend die Rundung der Gewölbedecke ausfüllt. Seine Augen bleiben verzückt geschlossen, während er sein Solo bläst.

Wenn du als Teenager etwas angestellt hast und das schlimmste Donnerwetter deines Lebens erwartest, wirst du sicher anders dastehen als beflügelt-verliebt wie beim ersten Kuss. (Und jetzt stell dir noch vor, deine Blase platzt gleich, kein WC in greifbarer Nähe....)

Nix bleibt, wie's ist.

Unzählige Einflüsse und Variationen sind möglich. Stehen ist kein Standbild, sondern eine äußerst dynamische, komplexe Geschichte. Die **Anforderung** an optimales, effektives, schmerzfreies und energiesparendes Stehen – **den Wohlstand** – bedingt daher logischerweise **größtmögliche Vielfalt in unseren Strategien der Anpassung.**

Haben wir dagegen nur ein paar wenige Bewegungsmuster in der Schublade „Stehen" zur Auswahl, müssen wir aus dieser kleinen Gruppe wählen. Auch logisch, dass es dann oft nicht so ganz passt. Manchmal würde es zum Beispiel reichen, den kleinen Zeh auf den Boden zu bringen, um eine ganzkörperliche Wirkung zu erzielen. Fehlt aber diese Mini-Aktion, weil nur alle Zehen gleichzeitig angesprochen werden können, schränkt dich das enorm ein. Das musst du dann mit hoher Spannung anderswo aufwändig kompensieren. Irgendein Gebiet wird folglich immer überlastet. Oft haben die Füße die A-Karte gezogen, müssen schwergewichtige Balanceaufgaben erledigen, für die sie nicht geschaffen sind, oder das auf ihnen lastende Gewicht aus einer biomechanisch ungünstigen Richtung übernehmen, wie wir gleich sehen werden. Über kurz oder lang werden sie schmollend schmerzen, sich einseitig abnutzen, entzündet echauffieren oder gebrochen aufgeben.

Fazit:

Je **differenzierter** du deinen Körper spürst, umso **zahlreicher** sind die Ansteuerungsmöglichkeiten und damit die **Variationen.**

Besitzt du mehr Bewegungsvariationen als Vorrat, hast du eine viel **größere Auswahl** und somit gesteigerte Chance, eine auf die Situation **maßgeschneiderte Möglichkeit** einzusetzen.

Und keine Sorge: Auswahl und Umsetzung erledigt deine **interne Steuerung selbstständig.**

Dein Job ist es, die Versionen in der Schublade zu pflegen, zu benutzen und mit neuen Bewegungsideen zu füllen: Spüren, Neues ausprobieren, wieder spüren, Altes justieren, erneut spüren und nie damit aufhören. Mach dir **das** zur **Gewohnheit.**

Gewöhne dir an, dich vielfältig zu bewegen nach dem Motto „Use it or loose it!"

(Und weil diese Angelegenheit so immens wichtig ist, werde ich sie dir noch öfter präsentieren. Mein alter Grundschullehrer würde jetzt sagen: „Wiederholung ist die Mutter der Weisheit." oder „Von nix kommt nix!")

VOM ACKERGAUL UND DEN MIEZEKATZEN

Würdest du deine Katze vor ein Kutsche spannen? (Wenn du Katzen nicht magst, ersetze sie im folgenden Text durch ein kleines, niedliches Haustier deiner Wahl.) Du meinst, das ginge ja gar nicht? Das wäre nicht fair? Das könne die Mieze mit ihren zarten Knochen nicht schaffen?

Wenn ich dir aber einen Ackergaul für diese Aufgabe anbiete, weißt schon, eines der schwer-robusten Kraftpakete, der mit seinen Kumpels aufgebrezelt gern einmal eine Bierkutsche zum Oktoberfest zieht? Dann hättest du wahrscheinlich keine Bedenken, ihm diese Aufgabe aufzubürden, oder? Mit sanftem Treteln oder ein Leckerli aus der Dose Herauspfoteln hätte unser Kraftmeier allerdings so grob behuft ein Problem. (Und deine Kommode auch.)

Ordnen wir die Tiere unserem Körper zu, würde das starke Arbeitspferd unsere Mitte darstellen. Rund um unseren Körperschwerpunkt, am Becken, vor allem am werten Hinterteil, ein wenig am Rumpf hinauf, die Oberschenkel hinunter haben die göttlichen Baumeister die stärksten Muskelpakete unseres Körpers angebracht. Das ist auch gut so: Genau dort ist der optimale Arbeitsplatz unserer mächtigen Gesellen. Sie liefern dir die Kraft, einen Bierkasten hochzuwuchten und in den Keller zu tragen oder dein Kind die Treppe hoch. Beim Hinsetzen arbeiten sie ebenso mit wie beim Stehen, Gehen, Hüpfen, Rennen, Tanzen – bei allen Aktionen, in denen Kraft mittels Hebel die Peripherie bewegt. Dazu arrangieren sie sich im Team, um das beste Ergebnis mit geringstem Aufwand zu erzielen. Im Zentrum genügt schon ein kleiner, geschickt gesetzter Impuls, um die Ausleger – Arme und Beine – ihrem Ziel näherzubringen. (Nicht umsonst haben die Asiaten in Medizin und Kampfkünsten für dieses Kraftzentrum spezielle Namen: Im japanischen „Hara" oder chinesischen „Dantien" verorten die das Chi, die Lebenskraft.) Dort, am Ziel angelangt, kommen die dahin transportierten Feinmotoriker zum Einsatz: die Katzen.

Sie kümmern sich um Aktionen, die weniger rohe Kraft, dafür umso mehr Fingerspitzengefühl erfordern. Für die Vorderpfoten liegt dieser Zusammenhang wortwörtlich auf der Hand.

Die unteren Fuß-Katzen sammeln zahlreiche Details, unter anderem zum Untergrund und deiner Haltung im Raum. Also alles, was unten ankommt. Gleichzeitig justieren sie ganz fein arbeitend die Ausrichtung sowie Belastung (zum Beispiel „kleiner Zeh auch auf den Boden") und melden alles wieder zurück an die Zentrale. Diese gibt auf Grundlage der erhaltenen Post Arbeitsaufträge oder Korrekturanträge an die starken Kollegen weiter.

Wenn du etwa einen Spaten in die Erde stechen willst, bringst du deinen Schwerpunkt über das Gerät, nutzt dein Gewicht und holst die Kraft aus Rumpf samt Hintern und den Oberschenkeln. Der eine Fuß achtet dabei auf stabilen Stand. Der andere positioniert sich so auf der Schaufelkante, dass optimale Kraftübertragung von oben gewährleistet wird und dirigiert zusammen mit den Armen und Händen die Richtung. Und schon steckt der Spaten tief drin! (Diese Mission ausschließlich via Sprunggelenk des Spielbeins oder Unterarme/Hände auszuführen, wäre widersinnig und nicht von Erfolg gekrönt.)

In Indonesien tragen Frauen aus der 50-Kilo-Baureihe ebenso schwere, mit Reis-oder Zement befüllte Säcke auf dem Kopf. Ihr Schritt bleibt dabei trotzdem leicht, elegant, fast beschwingt, was mich sehr fasziniert. Das gelingt ihnen, weil sie routiniert die Last genau über ihrem Körperschwerpunkt platzieren und die Arbeitsaufteilung beachten: Die Ackergäule in der Mitte tragen und stabilisieren die Achse, die Katzen justieren be-flip-flopt den Kontakt zum meist holprigen Weg.

Manchmal aber sind die starken Gesellen um unseren Körperschwerpunkt schon beim normalen Stehen nicht gut aufeinander abgestimmt: Sie bremsen einander aus oder bringen aus falsch verstandenem Arbeitseifer deine Mitte aus der Mitte. Dann müssen die Untermiezen feste dagegenhalten, um deine Achse zu sichern. Sonst fällst du einfach um. Und so ein Trupp Arbeitspferde wiegt schwer!

Statt lässig-locker die ihnen zugedachte Feinarbeit zu verrichten, müssen die Füße dann kraftmeiern, nur um dir einfaches, normales Stehen zu ermöglichen! Dafür sind sie nicht gebaut! Dass sie dir dann wahrscheinlich bald eine wütende Überlastungsanzeige schreiben, ist verständlich, meinst du nicht?

Um es nicht soweit kommen zu lassen – falls nicht schon geschehen – wäre es doch eine nette Geste, dein Gestell auszurichten: Die Gewichte wieder achsenkompatibel übereinander zu bringen.

Wir beginnen mit den **Justierungen am besten im Stehen**. Das ist **überschaubarer** als komplexere Angelegenheiten wie Gehen, Springen, Rennen, Tanzen etc.

Im nächsten Abschnitt stelle ich dir Übungen dazu vor, die dir gerne bald zur **neuen Gewohnheit** werden dürfen: ganz pragmatische, funktionierende, schnelle umsetzbare Tipps für eine gute Haltung: auf gut Neudeutsch **life hacks**.

Leiblicher Wohlstand ist eine sinnliche Sach'! Er findet im Körper statt, nicht im Großhirn. Denn selbiges kann (vielleicht sogar hervorragend) denken, aber nicht fühlen. Dein Gestell reguliert deine Bewegungen selber. Vorausgesetzt, du lässt das zu, anstatt deine motorische Schaltzentrale mit siebenundachtzig rein verstandesgesteuerten Korrekturanweisungen zu überfluten.

Die Pimpungen wirken u.a. über Sensomotorik, Stellreflexe und Aktivierung von Muskelketten. Trotzdem erfordern sie Übung, bis sie dir in Fleisch und Blut übergegangen sind und zur sofortigen Nutzung bereitliegen. Je öfter du im Alltag „trainierst", umso schneller werden sie sich etablieren.

Bis die alten, spannungsgeprägten Haltungsmuster komplett durch die neuen, entspannten ersetzt sind, kann sich dein Körper eine Zeitlang **eigenartig** anfühlen. Das ist ganz **normal** beim Umlernen. Hab **Geduld**. Übe einfach weiter.

Deine Belohnung wartet schon: Müheloses Stehen fühlt sich fantastisch an und spart Energie, die du dann anderweitig zur Verfügung hast.

PIMP DEIN GESTELL GANZ SCHNELL:
Teil 1: Deine Mitte finden und stärken

Vorübung:
Schlüpfe in deinem Körper hinein!

Schon auf der Fahrt zum Grund des Rumstehens (Konzert? Arbeit? ...) kannst du damit beginnen, deinen Körper einzustimmen: Schlüpfe mit deiner Aufmerksamkeit in Beine, Füße und Gesäß hinein wie in eine Strumpfhose. (Lieber männlicher Leser: Keiner sieht deine Robin-Hood-Spielhöschen, die sind doch unsichtbar.)

Spüre mit deinem Allerwertesten und tief im Bauch die Vibrationen des Motors. Ein alter Karren ist da natürlich von Vorteil. Oder wie dein Gesäß mit dem Fahrradsattel korrespondiert.

Zweck der Übung: Du kannst nur gut bewegen, was du gut spürst.

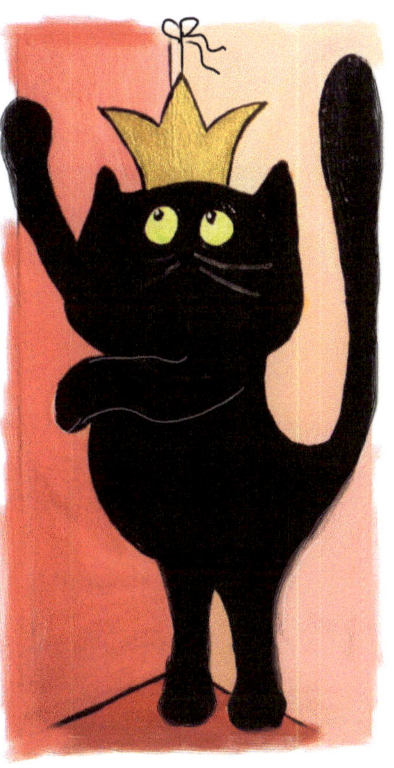

1. Die Achse: Bringe deinen Damm unter dein Herz!

Der **Damm** (Perineum) ist die geheime Stelle am Beckenboden vor dem Hinterausgang. Falls du den Damm nicht oder nur schwer spürend orten kannst, hilf deiner inneren Landkarte in einem ruhigen Alleinsamkeitsmoment mit Berührung.

Mit **Herz** meine ich den Teil, der hinter dem Brustbein bumpert, die Stelle, zu der deine Hand wandert, wenn dir etwas zu Herzen geht.

Ganz simpel: **Damm unterm Herz platzieren und unter allen Umständen dort lassen!** Du wirst ja die folgenden Stunden nicht stocksteif, festgebacken unbewegt verbringen? Ein wenig auf der Stelle mikrozappeln, ein paar Schritte hin- und herschleichen und deine Flüssigkeitsbilanz per In- und Output regulieren ist doch bestimmt mal drin? (Okay, Einspruch angenommen: Schlosstorwächtern ist das strikt verboten. Bist du einer?) Gelingt dir das beim erweiterten Stehen gut, dann halte auch beim Gehen, Tanzen oder was auch immer Herz und Damm übereinander.

Die Verbindungslinie zwischen Herz und Damm zeichnet deine Achse. Verlängere sie nach Belieben bis tief in den Boden hinein oder in den Himmel hinauf. Darfst sie auch an einem Glitzersternle anbinden. (Mit Raumschiffen wäre ich allerdings vorsichtig.) Oder Feuer aus dem Erdinneren tanken.

Zweck der Übung: Klärt deine Haltung. Verleiht deiner Basis im Beckenboden und rund um den Schwerpunkt einen passenden Tonus. Verbessert Aufrichtung und Balance.

2. Lockere deinen Hintern!

Darf ich vorstellen: Musculus gluteus maximus (großer Gesäßmuskel)! Laut Stellenbeschreibung liegt eine seiner Hauptaufgaben in der **Hüftstreckung.** Das macht er gut.

Bleibt er aber bei sonstigen Aktionen **dauerangespannt** – und sei es nur dynamisches Stehen mit Minigewichtsverlagerung – **behindert** unser Ober-Kraftmeier das Bewegungsausmaß in diesem Bereich (erfahrungsgemäß eine Lieblingsverspannung der Herren). Er zwingt dann sogar seine gegen- und mitspielenden Muskelbrüder zu erhöhtem Energieaufwand. Beinmuskulatur, Hüfte und Rücken müssen so biomechanisch ungünstig arbeiten und verlieren gehörig an Tempo in der Impulsumsetzung. Bleibt das eine Zeitlang so, lassen Rücken- respektive Hüftschmerzen nicht lange auf sich warten.

 Besonders gut fühlbar ist diese Situation, wenn du versuchst, mit verkrampftem Hinterteil in die Hocke zu gehen oder dich abzusetzen.

Ist unser MG Maximus schon in Ruhe **zu 80 Prozent angespannt**, bleiben ihm ja nur noch **20 Prozent zum Kraft-Maximum!** (Dabei bräuchte es nicht mal immer die 100 Prozent.) Mehr Anspannung auf einen eh schon angespannten Muskel draufstapeln ist schwierig! Darf er dagegen ein bissele lockerer sein, wenn du ihn nicht oder nur ein wenig brauchst, hat er weit mehr Kraftpotenzial zur differenzierten, schnellen Anpassung zur Verfügung.

Beobachte im Alltag, in welchen Situationen du deinen Hintern über die Maßen anspannst: zuerst im Stehen, später beim Gehen etc. **Lass locker!** Gib der Balletteuse ihr sagenumwobenes 5-Mark-Stück, das sie zwischen ihren Pobacken eingezwickt umherträgt, und schick sie damit zum Eisessen.

Zweck der Übung: Befreit Hüften und Beine. Ermöglicht schnelle, differenzierte Aktionen.

3. Öffne dein Korsett und atme!

Die geraden Bauchmuskeln – vorne am Rumpf Schambein und Brustbein verbindend – sind auf keinen Fall die alleinseligmachenden Haltungsaufbauer. Wie auch? Ihr Hauptjob besteht darin, den Rumpf zu **beugen.** Im Stehen kippen sie das Becken, indem sie dein Schambein Richtung Kinn ziehen.

Beide Möglichkeiten scheinen mir **für eine aufrechte Haltung sinnlos:** Versuche, mit im Hosentürl eingeklemmter Krawatte oder Halskette aufrecht zu stehen. Spürst du's? Großes Problem!

Eine knackige **Dauerspannung** im Sixpack-Geschwader zu halten ist wirklich **unnötig!** Brettlhart angespannt **bremst** es die **Atmung** aus. Das macht missmutig und bewirkt weitere Verspannungen.

Hältst du deinen **Beckengürtel** mit dem Herz-über-den-Damm-Achsenaufbau im richtigen **Kippwinkel** und ihm angestammten Platz **unter deinem Brustkorb,** tun auch **Beckenboden** und die vielen **anderen**

Bauchmuskeln lässig ihre Arbeit: In der Tiefe verbinden sie Wirbelsäule bzw. Becken mit den Oberschenkelknochen.

Die Querfraktion der Muskeln im Bauch hält Brustkorb und Becken zusammen, am Unterbauch die beiden Darmbeinschaufeln.

Das reicht doch! Wie ein feines Stützmieder (oder ein herrlicher Nierengurt) mit Atemöffnung rund um den Bauchnabel.

Zweck der Übung: Ein leichter, angepasster Tonus in den geraden Bauchmuskeln erleichtert die dringend benötigt Drehungmöglichkeit in der Brustwirbelsäule und vor allem die Atmung enorm.

Nachdem du nun einige feine Möglichkeiten kennst, deine goldene Mitte schnell sortiert zu bekommen, darfst du ausprobieren und üben. Sei geduldig und lass dir Zeit! Spiele, nimm's leicht. Beobachte, was sich mit der Zeit wo im Körper auf welche Weise verändert.

In der nächsten Folge von „Pimp dein Gestell ganz schnell" (siehe Seite 66) begeben wir uns eine Etage höher: zu Nacken, Schultern und Kiefer.

Die Pimpungen können dir ausgezeichnet helfen, die ungünstigen Stehgewohnheiten aus dem folgenden Kapitel in mühelose und vor allem fußfreundliche zu verwandeln.

Wohlstand, herzlich willkommen!

BELIEBTE KLASSIKER...

... welche die Zusammenarbeit von bärenstarker Mitte und feinmotorischer Peripherie empfindlich stören

Das Stopp-Muster

Von den göttlichen Baumeistern wurde es ursprünglich als unwillkürliche Schutzreaktion für unsere empfindliche Vorderseite installiert. Das geschah wohl schon früh in der Evolution: Es ist in den archaischen Tiefen unseres Gehirns verankert.

Begegnet uns Gefahr, springt das Muster an. Dabei ist es erstmal fast gleichgültig, ob diese real daherkommt oder wir eine Information mit dem Verstand als bedrohlich werten, „hellsehend" bösen Schaden für Leib und Seele erwarten. Die Familien „Scham & Schuld" und „Traurigkeit" lösen es ebenso aus wie Gefühle von Machtlosigkeit, Demütigung oder (nicht gewählter) Einsamkeit.

Auch bei unangenehmen Negativ-Sinnesreizen springt es an. Das kann ein unerwarteter, lauter Knall sein oder der Stich einer toten Biene an deiner Fußsohle. Würde plötzlich ein zerlotterter Stinke-Zombie zum Fenster herein glotzen, wäre deine Defensiv-Zusammenfaltung ebenso angetriggert wie meine, wenn ich Spinat serviert bekäme. Wie reagiert dein Gestell automatisch, wenn dir jemand eiskaltes Wasser über den Schädel gießt? Oder du herzhaft in eine Zitrone beißt?

Probier's aus: Stoppmuster, handgestrickt

(Obacht! Nur kurz ausprobieren und wieder sorgfältig lösen, gell!)

Lege im Stehen eine Hand auf den Oberbauch. Dort in etwa befindet sich der Solarplexus, ein wichtiger Mitarbeiter des vegetativen (unwillkürlichen) Nervensystems. Als empfindliches Mimöschen verursacht er bei Irritationen, zum Beispiel nach einem Boxhieb, gerne ganzkörperliches Unwohlsein. Drum quetschen wir ihn testhalber: Zieh den Bauch unter deiner Hand ein, unterhalb des Brustbeins, dort am Dreieck deiner Rippen.

Mach die darunter liegenden Muskeln kurz und hart. Dein Schambein wird nach oben wandern. Dein Becken kippt, du ziehst den Schwanz ein. Die Beine beugst du leicht und stellst sie eng nebeneinander.

Roll deine Schultern nach vorne und zieh sie hoch zu den Ohrwatscheln. Deine Arme drehst du nach innen. Halte sie eng am Rumpf.

Dein nach vorne gezogener Kopf muss sich dann automatisch im Genick verbiegen, sonst könntest du gar nicht geradeaus schauen.

Geh ein paar Schritte in dieser Haltung. Alles wird klein und eng: deine Bewegungen, dein Gesichtsfeld, deine Atmung, deine Laune.

Alles wird schwer. Mühsam.

Und die Füße? Die bewegen sich fast gar nicht mehr! Weder die kleinen, noch die größeren Gelenke. Sie leiden unter der Fehlbelastung: Zuviel Gewicht auf den Ballen, vor allem an der Innenseite. Könnt' man sich so auch einen Hallux basteln?

Schluss jetzt! Raus mit dir, bevor du grantig wirst! Komm zurück, richte dich auf schüttle dich ordentlich durch, nimm ein paar tiefe Atemzüge oder gähne. Wohlig seufzen gilt auch. Hüpf ein paar Mal locker auf der Stelle. Stopp-Muster adieu!

So ähnlich reagieren wir auch im normalen Leben, wenn der Schreck oder das auslösende Ereignis vorbei sind: Das flaue Gefühl im Magen (an dem die Solarplexus-Quetsche schuld ist) verschwindet, der Stein fällt vom Herzen. Erlöst von der niederdrückenden Schwere ist wieder Platz für Leichtigkeit, Freude und Zuversicht. Hossa!

Der Alltag bietet uns aber auch genügend Möglichkeiten, dieses Muster **ganz ohne psychische oder sinnliche Trigger** aufzubauen. Haben wir ja gerade ausprobiert und bewiesen: Das geht! Die unwohlischen Gefühlsaspekte bekommst (trotzdem) gratis dazu.

Buckliges Schreibtischsitzen oder eine zu niedrige Arbeitsfläche in der Küche können dich in diese Haltung bringen. Eine lange Autofahrt auch. Großgewachsene Menschen leiden oft an dem für ihre Verhältnisse zwergenhaften Umfeld, das manchmal auch den Lebenspartner einschließt: Blöd, wenn ein Kuss das Stopp-Muster auslösen kann...

Willst du die sich für Riesen ergebenden Engpässe als Normalo nachempfinden? Dann arbeite einfach mal im Kindergarten, leg dir eigene Kinder zu oder borge dir welche aus.

Weitere, gerne genutzte Trigger sind **Stress, Sorgen, Druck und Angst** jeder Art. Aber auch **Dauerlärm, Schlafmangel, Hunger, Frieren und chronische Schmerzen** (auch deine Fußschmerzen) können deine Vorderseite unglücklich verkürzen.

In der Regel verschwindet die schildkrötige Schutz-Haltung genauso geschwind wie ihr Anlass. Uns fällt dann der Stein vom Herzen, wir können wieder frei durchatmen. Erlösung! Es wird wieder leicht und beschwingt in Bauch, Herz und Hirn. Grüß Gott Lebenslust!

Bleiben die Trigger aber bestehen, kreiseln wir im Stopp-Muster-Teufelsrad: Körperlich derart niedergedrückt passt sich unsere Stimmung der traurigen Haltung an – Schmerzen folgen – die bedrücken uns – die Laune trabt trübsinnig in den Keller – was sich in unserer Haltung niederschlägt … Wo du ins Karussell einsteigst, ist egal. Ebenso, ob der Auslöser im Innen oder im Außen liegt oder in einer netten Kombination. Die verspannte Fehlhaltung wird sich dann als Dauermieter einnisten.

Die **Krux an der Chronifizierung** ist, dass du sie nicht mehr spürst: Sie fühlt sich normal, fast „entspannt" an. Deine Alarmlämpchen sollten also hektisch blinken, wenn dein Gestell das handgestrickte Stopp-Muster von vorhin als kommod einstuft. Vielleicht bemerkst du nicht mal irgendeine Einschränkung, nur eine Art diffuses, unterschwelliges Unwohlsein, eine komische Unzufriedenheit, die sich keinem konkreten Grund zuordnen lässt. Dann stell dich vor einen Spiegel und schau genau. Gewöhnst du dir an, die **Pimp-Ideen** in deinen Alltag zu integrieren, wirst du die eingezogene Stopp-Haltung mit der Zeit loswerden.

Stehst du gebeugt, bist du nicht hinten zu lang, sondern vorne zu kurz! Versuchst du, dich durch zusätzliches Anspannen der vermeintlich schwächlichen Rückenmuskeln aufzurichten, bekommst du mit ziemlicher Sicherheit neue Schmerzen: Halt andere – wo genau, ist von deiner ganz individuellen Bauweise und deinen bevorzugten, zusätzlichen persönlichen Spannungsmustern abhängig. Deine armen Füße belastest du mit diesem Korrekturversuch doppelt, wie wir gleich sehen werden.

Die Wirkung des Stopp-Musters auf unsere Füße ist wirklich immens: Die ganzkörperliche Erstarrung macht sich auch in den Füßen breit. Die vielen kleinen Gelenke und befreundete Strukturen wie Knorpel, Sehnen und Faszien bekommen keine Durchbewegung mehr. Die regelmäßige, dringend benötigte Schmierung und Ernährung sind eingeschränkt oder fehlen ganz. Die Muskeln im Fuß und die Unterschenkel, in denen die extrinsischen Fußmuskeln wohnen, vermissen das gewohnte Training. Sie wollen doch geschmeidig und stark bleiben! Stattdessen müssen sie die gesamtkörperliche Fehlhaltung ausbalancieren. Unfaire Arbeitsverteilung! Die Überbelastung im Ballen, vor allem an den Großzehengrundgelenken wird bald zum schmerzenden Problem, die Wirkung auf das knöcherne Fußgerüst ist schlicht fatal. Verkrampfte Füße sind nicht in der Lage, Informationen ans zentrale Bewegungszentrum weiterzuleiten. **Sinnliche Erfassung funktioniert aber leider fast vollständig über das Wahrnehmen von Unterschieden!** Wie soll das gehen, wenn alles eingefroren ist? Vor allem, wenn sich dieses Haltungsmuster fest im System einnistet.

Schenke deiner Vorderseite stattdessen lieber wieder geschmeidige Länge! Über die vordere, oberflächliche Muskelkette erreicht die Entspannung auch deine Füße. Tonusausgleichende Ansprache setzt sich gerne auf ganzer Bahn um. Sie ankert oben an deinen Zehen, zieht über den Fußrücken und die Vorderseite der Beine zum Schambein. Weiter geht's den Bauch hinauf mit den Six-Pack-Muskelbrüdern zum Brustbein. (Starke Anspannung hier kann dir also auch die Zehen nach oben ziehen.)

- Recke und strecke dich regelmäßig. (Ja, jetzt, zum Beispiel!) Mit Genuss räkeln und dabei Brustkorb und Bauch ordentlich Raum geben, verlängert diese Muskelkette. Seufze wohlig, gähne herzhaft.

- Steig kurz auf die Zehenspitzen und hüpfe ein paar Mal. Das richtet dich mittels Stellreflexen automatisch auf.

- Den Effekt kannst auch gut nutzen, wenn du bei beim Treppaufsteigen dahin schaust, wo du hin willst, nämlich nach oben.

- Passe deine Umgebung DIR an statt vice versa: Tisch, Arbeitsfläche, Spiegelhöhe etc. Von einer unüberlegten Entsorgung respektive Substitution des kleinwüchsigen Ehepartners rate ich allerdings dringend ab! (Humphrey Bogart stand in der berühmten Filmkuss-Szene angeblich auf einem Schemel.)

- Nimm die Bewegungsideen aus der Serie „Pimp dein Gestell ganz schnell" in dein Gewohnheits-Repertoire auf.

- Gib archaischen, körperlichen Triggern wie Frieren oder Hunger keine Chance. Iss rechtzeitig, bevor du grantelnd ins Stopp-Muster fällst. Eine saubere Brotzeit oder ein dicker Wollpulli (Kaschmir?) können hervorragende Therapeuten sein.

- Versuche regelmäßig mit Herz und Hirn zur Ruhe zu kommen. Pflege gute Gedanken. Richte den Fokus auf schöne Erlebnisse und Erinnerungen. Irgendwas Positives findet sich im größten Mist, glaub mir. Schätze es. Beobachte, woran deine Gedanken hängen, wovon du erzählst: Von der ewig langen Kassenschlange und der muffligen Kassiererin? Oder dass dich der nette, junge Mann vorgelassen hat? Dass du deinen Lieblingskäse endlich im Laden gefunden hast?

Ich finde es immer wieder erstaunlich, wie unser Blick auf das Leben, unsere seelischen Haltungen die körperlichen bis in die Füße hinein beeinflussen – und auch umgekehrt!

Gelingt es uns, rechtzeitig oder überhaupt aus dem Stopp-Muster auszusteigen, werden nicht nur die biomechanisch verursachten Schmerzen abnehmen. Wir bekommen auch wieder Zuversicht, dass sich die Situation wirklich verbessern kann (korrigiere: wird!), und finden frische Motivation, um aktiv etwas dafür zu tun.

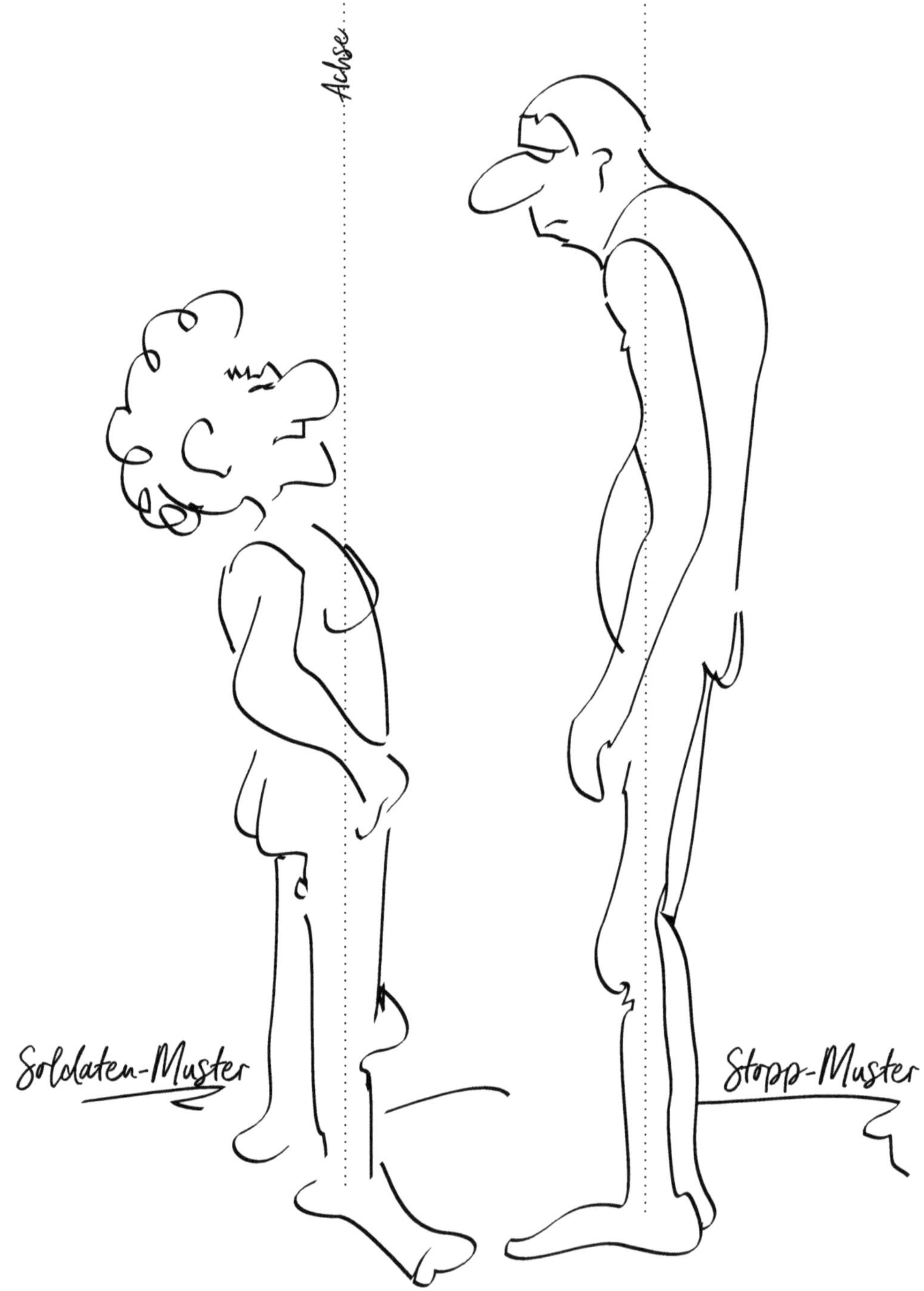

Achse
Soldaten-Muster
Stopp-Muster

Das Soldaten-Muster

Auch diese Haltung liegt vermutlich in unserer Urgeschichte begründet, arbeitet aber – im Gegensatz zum defensiven Stopp-Muster – mit dem Ausdruck der Kampfbereitschaft. Es lässt uns mit den ersten Blick größer und bedrohlicher erscheinen, was bei „Feindkontakt" ja durchaus praktisch sein kann. Gesellschaftlich kompatibel kommt es heute auch daher: Es wirkt dynamisch(!) und tatkräftig(!). Da verwundert es nicht, dass sich eher die Herren der Schöpfung hineinbegeben und, wenn sie nicht achtgeben, nimmer rausfinden.

Schauen wir aber genauer hin, können wir auch hier eine Starrheit erkennen, die sich für Dauergebrauch schlecht eignet. Sich in dieser überaufgerichteten Grundspannung mühelos zu bewegen, wirklich dynamisch und tatkräftig zu SEIN, scheitert am unphysiologischen Verspannungskorsett.

Probier's aus: Soldaten-Muster handgestrickt

1. Brust raus!

Zieh deine Schulterblätter (wo Flügelchen angebracht wären) so weit wie möglich zusammen. Roll deine Schultern nach hinten. Mach im Rücken jeden verfügbaren Muskel kurz. Deine Arme werden jetzt nicht mehr neben deiner seitlichen Hosennaht hängen, sondern dahinter. Darfst die Daumen auch an den Hosentaschen einhakeln.

2. Kinn hoch!

Und grimmig gucken! Unterkiefer vorschieben und die Augenpartie klein machen. Knurren erwünscht! (Später Lachen unbedingt erlaubt!)

3. Bauch rein!

Damit du nicht nach hinten umfällst, musst du das Becken nach vorne schieben. Zieh trotzdem den Bauch ein. Mach ihn bretthart. Zwick die Hinterbacken zusammen, mach deinen werten Popo stahlhart.

4. Knie durchgedrückt!

Strecke dein Geläuf von oben bis unten, lasse es zu harten Stöcken werden. Schraube insbesondere deine Kniegelenke fest.

5. Füße ausgestellt!

Die Füße stellst du mindestens heldenschulterbreit, Fußspitzen weit nach außen gedreht. So einfach kriegst du dein Hauptgewicht auf die Fersen.

Rühren, Mannen! Schluss, schnell wieder raus mit dir aus der Soldatenmimikry! Schüttele Arme und Beine. Beuge dich, lass den Oberkörper ein wenig aushängen. Wackle mit Kopf und Hintern. Streichle deine Katze oder was Liebes deiner Wahl.

Das Soldaten-Muster hat einen Vorteil: Es erwischt uns nicht unbewusst wie die Stopp-Haltung. Sie ist erstmal eine gewählte Entscheidung. Können wir sie uns bewusst an- und wieder ausziehen, kein Problem! Ich persönlich finde sie zwar nicht sehr bequem, aber als kleiner Mensch, der sich zur Interessen-Durchsetzung manchmal aufblasen muss wie ein Ochsenfrosch, greife ich bisweilen auf sie zurück. Wenn gar nix anderes mehr geht.

Kleine Menschen neigen oft zu Überaufrichtung, weil sie annehmen, sie würden weniger oft übersehen, wenn sie sich „aufmandeln" wie Napoleon. Oder einfach, weil sie mit einem Langwüchsigen zusammenleben, der wahrscheinlich seinerseits gebückt kompensiert.

Schwierig und schädlich wird das Muster erst, wenn wir hartnäckig darin ausharren und es – als normal abgespeichert – nicht mehr lösen können: Wenn es heimlich zur Gewohnheit wurde.

Diese soldatische Haltung ist oft das Ergebnis von Sprüchen wie „Lümmel nicht so herum! Halt dich grade!" in der Kindheit. Später drillen wir uns dann selber damit. Oder der Rückenschullehrer.

Dieses hohe Zurücklehnen mit Aufmandl-Komponente findet man auch oft bei Musikern mit Vorne-Instrument: bei der Bläsertruppe oder in der Geigenriege. Statt einer Geige kannst du auch einen dicken Bauch als Trigger für die Generals-Haltung nutzen: temporär durch

Schwangerschaft – oder saisonübergreifend im Dauerabonnement. Die andere Gruppe bei den potenziellen Soldatenanwärtern sind die Weitsichtigen, deren Brille zu schwach wird. Oder du setzt dich einfach zu nah an deinen Bildschirm oder die Werkbank.

Mit ziemlicher Sicherheit sind auch bald die Füße schmerzbetroffen. Neben allen negativen Erstarrungsfolgen, die uns schon im Stopp-Muster begegnet sind, liegt hier die Hauptbelastung auf den Fersen. Das mögen sie nicht. Schon gar nicht über eine lange Zeit hinweg.

Die oberflächliche, hintere Muskelkette beginnt unten an deinen Zehen, zieht über die Fußsohle nach hinten zur Ferse, schlägt dort um in die Achillessehne und nimmt ihren Weg an der Rückseite der Beine, über das Gesäß, den Rücken hinauf bis zum Nacken, die Kopfschwarte entlang bis zu deinen Augenbrauen. Mit dem Soldaten-Muster verkürzt du alles. Die Verspannungen werden sich auf der ganzen Bahn verteilen, auch in Achillessehnen und Wadeln.

Flexible, geschmeidige Bewegungen sind im Soldaten-Muster nicht mehr möglich. Dann TUN wir nur noch so, als wären wir dynamisch, SIND es aber nicht mehr. Das fällt selten auf. Die Außenwirkung ist ja prima: Leistungsorientiert! Erfolgreich! Selbstbewusst! Durchhaltevermögen! Hartnäckigkeit! und dergleichen. Aber trotzdem schmerzt es sakrisch im Gebälk?!

Schauen wir genauer hin, merken wir, dass sich Oberkörper und Kopf verkrampft nach hinten entziehen, zurückweichen, anstatt sich interessiert dem Geschehen zuwenden. Mehr Schein als Sein. Zudem liegt der Körperschwerpunkt relativ hoch, das macht leider instabil.

Entspannt, zentriert und in unserer natürlichen Achse aufrecht sind wir viel stärker! Da schmeißt dich niemand so leicht um!

Strategien, um das Soldatenmuster zu lösen:

- Stell deine Füße parallel, nur hüftbreit, geh in die Knie und wippe locker vor dich hin.

- Lass deinen Oberkörper samt Armen und Kopf im Stehen entspannt nach unten hängen: Baumle dich frei.

- Wiege dich in den Hüften. (An die Herren: Ja, das geht! Nimm dir z.B. Salsatänzer zum Vorbild, siehe Youtube.)

- Lache, lächle oder lass dich umarmen. Optimal: alles auf einmal. Mehrmals täglich.

- Mit genügend Schlaf und Ruhepausen kannst du mehr schaffen, als wenn du hartnäckig durchschaffst. Geh's ein bissel ruhiger an und überdenke deinen Perfektionismus. Die Welt geht ohne dich nicht unter! Morgen ist auch noch ein Tag.

- Es gibt auch Menschen, die wirklich gerne für dich da sind. Du musst dich nicht überall alleine durchkämpfen, immer stark sein. Lass dir helfen.

- Mach dir die Pimp-Ideen zur Gewohnheit oder gönne dir eine Fuß- massage.

Kombination von Stop- und Soldatenmuster: ungünstig, trotzdem häufig zu finden

Meist liegt der Beginn der Doppel-Malaise im chronisch gewordenen Stopp-Muster. Der Betroffene sieht sich selber im Spiegel als krumm oder bekommt die schlechte Haltung rückgemeldet. Körperlich wahr- nehmen kann er sie ja nicht (mehr). Sie fühlt sich normal an.

Dann folgen vielleicht Sätze wie: „Lass dich nicht so hängen." Er ist ja wirklich bestrebt, das auszugleichen, und spannt die Rückenmuskeln fest an, um sich aufzurichten. Vielleicht strengt er sich richtig an, lässt sich rückengeschult einbimsen, die Sache besonders gut zu machen und den Rücken immer extra-gerade zu halten, beim Hinsetzen, beim Stehen, Biertragl heben, was auch immer. Diese ganze Anstrengung wird nur leider gar nichts bringen. Außer, dass jetzt auch noch das Soldaten-Muster eingezogen ist.

Die gebeugte Haltung im Stopp-Muster ist kein Sich-gehen-Lassen! Der Mensch ist einfach vorne zu kurz! Das beugt. Hat er sich zusätzlich das Soldaten-Muster zugelegt, WIRKT er vielleicht, wenn man nicht so genau hinschaut, halbwegs gerade. IST er aber nicht. Nur vorne extrem verspannt. Hinten auch noch. Und die Pfoten leiden doppelt...

Doppel-Dilemma-Ausstieg?

Beginne damit, deine Mitte zu spüren. Löse deinen Brettl-Bauch, dass du frei atmen kannst. In der asiatischen Medizin gibt es einen feinen Massagevorschlag, um das „Hara" (Sitz der Lebenskraft im Bauch) zu pflegen. Das regt die Bauchorgane an, verwöhnt dein Chi (deine Lebenskraft) und entspannt vor allem das Muskelkorsett:

Reibe deinen Bauch rund um den Bauchnabel mit der ganzen Hand zuerst 30 Mal in die eine , anschließend 30 Mal in die andere Richtung. Mit welcher du beginnst, ist nicht so wichtig.

Verwöhne deine Füße mit der mobilisierenden Fußmassage, die du weiter hinten im Buch findest.

Sei geduldig mit dir, versuche nicht, alle Baustellen gleichzeitig zu beackern: Löse erst den Bauch, dann die Füße. Anschließend den Rest.

Halbmond: Variation des Soldaten-Musters

Der Trick hierbei ist, die gesamte Vorderseite gleichmäßig nach vorne zu wölben, wenn sich die Rückseite verkürzt. Dann bist du aufgespannt wie ein Flitzebogen.

Dafür dürfen sich die Knie und Hüften leicht beugen, sonst klappt's ja nicht mit der Rundung. Legst du deinen Kopf auf dem so produzierbaren Doppelkinn ab, ist das Halbmond-Muster wesentlich weniger kraftaufwändig als das soldatige. Die Gemütswirkung ist eher bräsig, das in Bewegung Kommen mühsam. Die hintere Muskelkette wird auch nicht begeistert sein: Sie arbeitet hart gespannt. Und musst halt leider in Kauf nehmen, dass deine Ballen über Gebühr beansprucht werden. Also auch nix für den täglichen Gebrauch: lieber liegenlassen oder aussortieren.

PIMP DEIN GESTELL GANZ SCHNELL:
Teil 2: Nacken und Schultern befreien

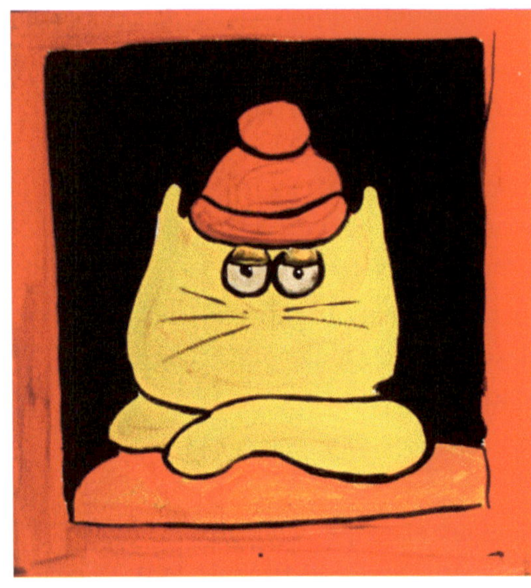

Vorübung: Schlüpfe in deinen Körper hinein!

Für heute schlage ich einen Existenzialistenrolli vor, schwarz oder rosa, wie's beliebt. Einen dieser stets etwas zu engen, wie früher.

Schlüpfe mit deiner Aufmerksamkeit in deinen Oberkörper hinein wie in dieses Kleidungstück. Zuerst in die Ärmel. Dann spüre, wie erst dein Kopf, anschließend Gesicht und Genick durch den Rollkragen hindurchgleiten. Fühle, wie der Stoff an deiner Haut anliegt. Fülle einen Fingerhandschuh mit dem Gefühl deiner Hände.

1. Schultern fallen lassen!

Der gebellte Befehl „Brust raus! Schultern zurück!" gehört auf den Kasernenhof – vielleicht adäquat, um ein Staatsoberhaupt hübsch militärisch aufgereiht zu begrüßen, aber für den Alltag taugt diese Haltung, wie wir gesehen haben, gar nicht.

Die Schultern möchten einfach locker dem Brustkorb aufliegen und sich dort bewegen, damit die Verlängerungen (vulgo Arme) von ihrer Verbindung zum Rumpf aus ungebremst agieren können.

Ja, ich weiß, folgende Übung kennt wahrscheinlich jeder: Altbekannt, aber höchst wertvoll – gerade, weil sie so simpel daherkommt.

Vorher: Damm unter's Herz, Hintern locker, Bauchatmung freischalten (siehe Teil 1)

Ziehe im Stehen oder Sitzen deine **Schultern hoch zu den Ohren**.

Die **Arme hängen** völlig unbeteiligt herab wie bei einer Marionette. (Armstützen am Schreibtischstuhl stören dabei. Stell dich einfach kurz hin.)

Dann lass deine **Schultern** einfach **fallen**. Nutze die Schwerkraft. Das Gewicht deiner Arme hilft dir dabei. Zur Effektverstärkung kannst du einfach Milchtüten, Mineralwasserflaschen oder schwere Bücher in die Hände nehmen. Darfst das Fallenlassen auch onomatopoetisch unterstützen mit „Bumpf!", „Padauz!", „**Klonk!**" oder dir ein Geräusch aussuchen.

Mach das ein paar Mal.

Dein **Schultergürtel** wird – vorausgesetzt du hast deine Mitte gut ausgerichtet – genau dahin fallen, **wo er hingehört!**

Im Stehen mit leicht gebeugten Knien pflanzt sich die Erschütterung spürbar bis in die Fingerspitzen und Füße fort. Die Schulterlandung purzelt durch dich hindurch.

Beobachte dich im Alltag. Wenn du merkst, dass eine oder beide Schultern computermausinduziert an den Ohrwatscheln kleben:

Fallenlassen! „Klonk!"

Oben Hinauflangen **und** die Schultern locker unten Lassen geht wirklich! Eine sehr bequeme Art, sich zu recken. Ob du diese neue Bewegungsmöglichkeit nutzt, um mit einem viel größeren Partner eng zu tanzen oder endlich das obere Schrankregal zu entrümpeln, bleibt dir überlassen.

Zweck der Übung: Sind deine Schultern biomechanisch passend ausgerichtet, müssen andere Körperteile (deine Füße z.B.) nicht gegenwuchten. Das sichert deine Achse. Rücken und Arme dürfen entspannen und energiesparend arbeiten.

2. Zähneklappern!

Zähne sind zum Beißen da. Die nötige Kraft dafür liefern die **Kaumuskeln** – wahre Superhelden, die vom Unterkiefer bis über die Schläfen hinaus reichen. Zum Kauen ist aber höchste Präzision nötig, damit die Zahnreihen sauber aufeinander treffen und diese enorme **Energie** auf die harte Nuss, die du knacken willst, übertragen können. Da muss ganz genau justiert werden! Nur dann wird die Nuss zu Brei.

Manchmal geht die korrekte Einstellung aber leider daneben:

Die Kiefermuskeln arbeiten dann auf der einen Seite mehr als auf der anderen, werden in Folge verkrampft beleidigt. Unsere Superhelden sind mit der Haltemuskulatur für den (doch oft recht schweren) Kopf verknüpft und ziehen selbige in Mitleidenschaft.

Bleibt dieser einseitig angespannte Zustand eine Zeit lang bestehen, kommen zwangsläufig Halswirbelsäule samt Kopf in **Schieflage**. Ein Auge sitzt dann einfach ein bissel höher als das andere.

Für unsere raumorientierende, balancezuständige Bewegungszentrale ein Fiasko! **„Augen verschieden hoch"** geht gar nicht! „Pupillen in einer Ebene" hat höchste Priorität und wird einfach mit entsprechenden **Regulationsanspannungen** in Rücken und Nacken kompensiert. Und das zieht sich **bis in die Füße**, die den Kontakt mit dem Boden managen.

Vielleicht passt der Biss nicht optimal? Winzige Abweichungen genügen in manchen Fällen, um eine Dysbalance einzurichten. Das erkennen mittlerweile auch schon einige Zahnärzte und behandeln die sogenannte CMD: craniomandibuläre Dysfunktion. Falls du unter dauerhaften, hartnäckigen Nackenproblemen leidest, die trotz Physiotherapie und fleißigem Üben nicht weichen möchten, wäre ein Zahnarztbesuch eine gute Idee.

Oder hast du einfach nur **schief geschlafen**? Auf der Seite, mit einer Hand unter der Wange? Oder den ganzen Tag in einen schräg seitlich platzierten Monitor gestarrt und wegen des Arbeitspensums die Zähne zusammengebissen?

Die Kiefer „einfach mal so" locker zu lassen ist schwierig. Sie sind schließlich zum Zubeißen da. So drehen wir den Entspannungsspieß einfach um und lassen sie ein wenig werkeln:

Zähneklappern beschäftigt und besänftigt die kraftstrotzenden Gesellen. Klappern gehört zum Handwerk. Es bringt das Gefühl für An- bzw. Entspannung im Kiefer zurück. Wirkt auch, wenn du bei Bedarf ganz heimlich, fast tonlos klapperst. Oder übe nur, wenn du alleine mit deinen Zähnen bist.

Beobachte dich im Alltag: Wann beißt du die Zähne zusammen? Auf welchen Ärgersorgen kaust du denn gerade herum? Oder fühlst du dich gezwungen, die Zähne zusammenzubeißen? Schleicht sich da etwa das Soldaten-Muster durch die Hintertür?

Sobald dir das bewusst wird, einfach klappern.

Zweck der Übung: Reguliert den Tonus der Kaumuskeln. Löst Verspannungen in Kiefer, Nacken, Rücken bis in die Füße hinunter

3. Die Zunge ans Gaumendach schmiegen lassen

Deine Zunge hat so viele verschiedene Aufgaben: derbleckendes Rausstrecken, Schmecken, Schlucken einleiten, Schnalzen und andere Töne produzieren helfen (Sprechen). Ihre Beteiligung bei so manchem Kuss und seinen Folgen ist auch nicht zu vernachlässigen.

Was dir vielleicht nicht bewusst ist: Deine Zunge hat einen **Lieblingsplatz** in deinem Mund. Dort möcht' sie sich **ausruhen** zwischen ihren zahlreichen Aktionen. Dann dürfen auch ihre Steuerungsmuskeln, die reflektorisch und physisch mittels Muskelkette bis zum Steißbein verlinkt sind, mal entspannen.

Das geht aber nur, wenn du sie in ihr angestammtes Bett kuscheln lässt: **Idealerweise schmiegt sie sich mit ihrer Oberfläche an den Gaumen.** Die Zungenspitze liegt lässig kurz hinter den oberen Schneidezähnen. Zwischen den oberen und unteren Zähnen bleibt ein kleiner Spalt.

Beobachte dich im Alltag: Wo befindet sich deine Zunge, wenn sie nicht gebraucht wird? Verkrampfelt im Unterkiefer? Auf dem Mundboden wie ein gestrandetes Boot? Oder hochzufrieden ans Gaumendach geschmiegt?

Keine Sorge: Beim Tanzen oder anderen Aktivitäten, wenn dein Gewicht sprungbereit auf dem Fußballen liegt, wird auch dein **Beckenboden aktiv.** Dann könnte dein Zunge anfangen, in ihrem Bett zu zappeln. Die Zungenspitze wird sich vielleicht mal kurz an die Innenseite der Schneidezähne pressen. Das ist normal.

Schuld an der gegenseitigen Beeinflussung ist eine Muskelkette, die vom Steißbein über den Beckenboden nach vorne zum Schambein zieht. Weiter geht es mit den geraden Bauchmuskeln (unseren Sixpack-Brüdern) nach oben. Kurz unterbrochen vom Brustbein zieht die Kette am Hals entlang nach oben und dockt am Mundboden an.

Ist die vordere Muskelkette dauerangespannt, wird die Schwesterkette am Rücken dagegenhalten. Die reicht bis zu den Füßen hinunter. Dann wird's nicht nur vorn, sondern auch hinten eng. (Kombination von Stopp- und Soldatenmuster) Lass die beiden lieber friedlich zusammen spielen. Die regeln das schon untereinander, wenn du sie lässt.

Zweck der Übung: Schickt die oben genannte Muskelketten in einen passenden Tonus.

4. Lächle!
Probier's aus!
Wann und so oft du willst, da nebenwirkungsfrei!
Und kostet nix.
Dann weißt du, was ich meine ;)
Mehr sog i net.

DIE RICHTIGEN SCHUHE
und ihr Verhältnis zum Alltagsfuß

Wenn wir über „Wohlstand" reden, können wir das Thema „Gewandung" nicht einfach auslassen. Schuhe sind sowohl Schutz als auch Schmuck. Manchmal sogar ein Statussymbol. Hier geht es um die sogenannten richtigen Schuhe, die du am besten für den Alltagsmodus auswählst.

Barfuß sind wir nur noch in Ausnahmefällen: im Urlaub am Sandstrand etwa. Dann erleben wir den eigentlich natürlichen Zustand als Luxus.

In jedem meiner Fuß-Kurse poppt die Frage nach den richtigen Schuhen auf. Auch meine fußproblematischen Patienten suchen häufig **die eine, ultimative Antwort**. Und dann muss ich sie enttäuschen:

Es gibt sie nicht.

Die unzähligen Verlautbarungen der versammelten Experten zur optimalen füßischen Bekleidung widersprechen sich oft. Meiner Erfahrung nach muss man die pauschalen Aussagen einschränken mit „kommt ganz darauf an…"

Wie ist dieser Individualfuß beieinander? Wie beweglich? Wie gut oder mäßig trainiert? Wie sieht's mit dem Fußgefühl aus? Hat dieser Fuß schon Probleme? Oder hat er sich schon verformt? Welche Möglichkeiten der Verbesserung hat genau dieser Mensch vor mir? (Eine 87-jährigen Halluxpatientin wirst du kaum vom Segen des Barfußschuhs überzeugen können. Weil sie sich vielleicht nicht mal so weit bücken kann, um die Schuhbändel zu binden.)

Was denn nun? Minimalschuhe? Oder brauchen Füße Unterstützung – ein orthopädisch wertvolles Fußbett und Knöchelstütze? Oder ganz ohne? Barfuß ist doch gesund?! Aber nackige Latschen im Büro gehen halt gar nicht.

Da muss ein Kompromiss her, ein realistischer Weg!

Rufen wir uns noch einmal die Fuß-Anatomie auf den Bildschirm:

Dort haben die göttlichen Baumeister pro Seite 26 Knochen verbaut. Diese sind an 33 Stellen gelenkig verbunden. Muskeln, Minimuskeln, Faszien, Sehnen (ca. 100 Stück!) und sonstiges Bindegewebe sorgen dafür, dass die harten Bauteile ordentlich beisammen bleiben und sich trotzdem gegeneinander bewegen können. Für die Steuerung sind Nerven zuständig, die teilweise direkt im Fuß wohnen. Andere vermitteln ihre Befehle aus dem motorischen Zentrum deines Gehirns: Anweisungen, die aus den Fuß-Rezeptor-Informationen resultieren – über deine Körperhaltung sowie deine Gesamtbewegung im Raum.

Da haben die Konstrukteure ein echtes Meisterwerk hingelegt! Vorausgesetzt, alle Beteiligten dürfen und können effektiv koordiniert zusammenarbeiten: himmlischer Optimalzustand!

Aber woher kommen denn dann die Fußprobleme?

Nutzen sich unsere so fein konstruierten Hinterpfoten im Laufe des Lebens ab? Bedeutet aufrechter Gang ständige Überlastung?

Oder hätten wir keine Schwierigkeiten, wenn wir von Anfang an auf Schuhe verzichten würden, unsere Füße wildnatürlich agieren dürften?

In unseren Breitengraden sind wir allerdings fast gezwungen, unsere Pfoten vor Kälte, Nässe oder spitzen Steinen, Glasscherben, Straßendreck und ähnlichem Zeugs zu schützen.

Drum verpackeln wir sie spätestens dann, wenn der kleine Besitzer beginnt, aufrecht zweibeinig die Welt zu erkunden. Das Stöpselchen bekommt seine ersten Lauflernschuhe. Ein Lieblingssatz von Kinderschuhverkäuferinnen lautet: „Jetzt brauchen die Füßlein eine gute Stütze." (Warum die dann nicht von Natur aus eingebaut ist, habe ich, als meine Kinder klein waren, nie zu fragen gewagt.)

Das Gangbild der beschuhten Gehbeginner kommt allerdings anfangs eher zombieartig daher. Die Hinfall-Frequenz steigt, bis das Kind die Fremdkörperklötze dann erfolgreich in sein Körperbild integriert hat.

In den folgenden Jahren und Jahrzehnten bleibt der Schuh dann für lange Stunden am Fuß. Und der reagiert meistens in etwa so:

Durch die **ständige Stütze** werden viele kleine Gelenke im Fuß kaum oder gar nicht mehr bewegt. Und was nicht bewegt wird, legen die Steuerleute im motorischen Zentrum einfach still.

Die „Schmierung" der kleinen, feinen Gelenke und Sehnenscheiden nimmt dann ab. Faszien und Bänder versteifen oder verpappen. Und die Muskelbrüder groß und klein beginnen – mangels Trainings – zu schwächeln. Ein Fußbett oder Einlagen wirken auf Dauer in derselben Weise.

Der andere Effekt der vermeintlichen „Stützhilfe" wirkt auf das ganze Gestell, es muss sich irgendwie der veränderten Statik anpassen. So entstehen kompensierende Spannungsmuster in Muskelketten – via Beine und Becken, am Rumpf entlang bis hinauf zum Kopf.

Die **Dämpfung** durch weiche Innensohlen nimmt der Kompanie, die eigentlich dafür zuständig wäre, die Arbeit aus der Hand: Fußgelenke, Sprunggelenke, Knie, Becken, Wirbelsäule und eine ganze Reihe Faszien und Muskelzüge übernehmen normalerweise gemeinsam die mildernde Verteilung des Aufprallschocks beim Springen, Laufen, Tanzen, Hüpfen. Das würde quasi nebenbei global durchmobilisieren. Die Dämpfung schwächt diesen feinen Effekt ab.

Die Rezeptoren in den Fußsohlen werden dadurch in ihrer Funktion enorm eingeschränkt. Sie können nur noch rudimentäre Hinweise über die Beschaffenheit des Bodens (und wie du gerade stehst etc.) weitergeben. Das ist für dein Bewegungszentrum so, hättest du ständig dicke Micky-Mäuse auf den Ohren.

Der **Absatz oder Fersenkeil** tut so, als ob du auf einer schiefen Ebene stehen würdest. Dass der Rest deines Gestells – alarmiert vom Nervensystem – alles Mögliche anstellt, damit du nicht umfällst, ist logisch. Dann springen Muskelketten an, die nicht für Dauernutzung angelegt sind. Ihr Job ist gelegentliches Kompensieren. Wenn es sein muss!

Nicht dauernd. Zudem verkürzen sich gerne die Strukturen an deiner Körperrückseite von der Ferse bis zum Scheitel. Aber da wir uns selten im Stand, mit durchgedrückten Knien, die Zehennägel lackieren, bemerken wir die hintere Bremse eher selten. Dafür melden sich oft Wadeln und zugehörige Achillessehnen mit Schmerzen.

Bei mehr als diskret hohen Absätzen versuchen die Mittelfußknochen dem Druck auszuweichen, indem sie sich auffächern. Ihrer zugedachten Arbeit „dämpfendes Fußquergewölbe bilden" können sie so nicht mehr nachkommen. (Merke: Montiere deinen Absatz vorne, dann meinst, es ginge immer bergauf.)

In vielen **engen Schuhspitzen** haben deine Zehen überhaupt keine Chance, sich zu spreizen. Was äußerst günstig wäre für die Balance.

Den federnden Effekt produzieren unsere Füße via Quer- und Längsgewölbe. Das setzt aber Dynamik voraus. Stopfst du einen spiralbefederten Schachtelteufel in seinen Kasten und nagelst den Deckel fest, steckt unser Jack-in-the-Box im Koma, statt fröhlich zu hüpfen und zu wippen. **Unflexible Lederkästen** (oder Ledersärge) machen das Gleiche mit unseren Füßen.

Im **Endstadium schwer schuhzivilisierter Füße** finden wir mangels Training verkümmerte füßische Muskelgesellen. Die Fußgewölbe beginnen zu kollabieren. Vielleicht haben sich die Zehen verbogen im Versuch, sich ihrer Umhüllung anzupassen: Willkommen Hallux valgus (Ballenzehe) und Hammerzehen! Manche eingesperrten Zehen legen sich aus Verzweiflung sogar gekreuzt übereinander, um den starren Gefängniswänden auszuweichen.

Durch den eingeschränkten Bodenkontakt haben sich wahrscheinlich auch Gangbild und Haltung verändert.

Aber jetzt Schluss mit den Gruselgeschichten!

Es ist halt so, wie es ist:

Jeder von uns ist schuhdomestiziert!

Manche Zeitgenossen mehr, manche weniger. Komplett wildnatür-
liche Füße kommen in unserem Kulturkreis selten bis nie vor. Und sie
von jetzt auf gleich komplett auszuwildern – also immer barfußlaufen –
ist kaum möglich.

Da geht es unseren Füßen wie einer Hauskatze:

Gewöhnt an portionsweise eingetütelte, konfektionierte Schlachtab-
fälle mit Sauce und geheizte Stellfläche für Katzenklo und -körbchen
würden sie da draußen Hunger leiden, erfrieren, sich mangels Orientie-
rungsroutine verlaufen oder – weil unfit – im Kampf mit tierischen
Feinden unterliegen. Auf jeden Fall nicht lange überleben.

Adäquates Fußgewand für Fußfreunde

Aber deinen Füßen zu helfen, ihrer biomechanischen Bestimmung zu
folgen, stärker und geschmeidiger zu werden, geht durchaus mit
Schuhen, die folgende Eigenschaften haben:

- Gute Schuhe sind **weich**. Sie umhüllen deinen Fuß flexibel wie eine
  zweite Haut und erlauben Bewegung in allen Gelenken. Drücken sie
  irgendwo, lass sie stehen. Die laufen sich nicht ein. Auch wenn sie
  noch so schön sind.

- Eine **biegsame** Sohle erlaubt dir Bewegungen auch im Vorfuß, zum
  Beispiel beim Verdrehen und vor allem geschmeidigem Abrollen im
  ganzen Fuß.

- Gute Schuhe lassen deinen **Zehen genug Platz:** Du kannst in ihnen
  deine Zehen bewegen.

- Gute Schuhe **sitzen** einfach. (Ich verkneife mir „wie A... auf Eimer").
  Sie halten im mittleren Fußbereich. Kein Fersenschlappen, kein Ze-
  henkrallen, kein Drin-rum-Schwimmen. Da deine Füße mal dicker
  mal dünner daherkommen, empfehlen sich Schnürer.

- Sorge für **Abwechslung**. Wechsle öfter mal die Schuhe, geh barfuß
  oder strumpfsockig und gönne so deinen Füßen neue Trainings- und
  Lernimpulse.

Und Stütze, Einlagen, Dämpfung, Fersenkeil, Absatz?

Versuche, diese Einflüsse mit der Zeit zu reduzieren, ohne Leistungsdruck, langsam und schrittweise.

Es kann durchaus sein, dass deine Füße **im Moment** Hilfe brauchen – zum Beispiel Dämpfung oder Einlagen – um zu heilen. Dann gib sie ihnen. Aber nicht für immer. **Schleiche die Hilfsmittel nach der akuten Phase langsam aus:** Verzichte probeweise, erst kurz, vielleicht nur eine halbe Stunde, auf Hilfsmittel. Haben sich deine Füße daran gewöhnt, merkst du das ganz simpel daran, dass sie nicht (mehr) weh tun. Dann strecke die Phasen in kurzen Abständen ein bissel mehr. Lieber öfter ein wenig als selten viel auf einmal.

Stärke derweil deine Füße, benutze sie artgerecht und halte sie geschmeidig. (Siehe „Pimp dein Gestell ganz schnell" und „die mobilisierende Fußmassage")

Beim **Umstieg auf flache Schuhe** kann es sein, dass anfangs deine Achillessehne und/oder die Waden schmerzen. Das ist normal, sie müssen sich erst wieder langsam längen. Geh es geduldig an, gib deinen Füßen Zeit, sich an die bodenständigen Gegebenheiten zu gewöhnen. Beginne auch hier mit kurzen Einheiten und steigere die Zeiten.

Musst du besondere, im obigen Sinne ungünstigen **Arbeitsschuhe** tragen? Nimm für die Mittagspause Bequemschlapfen zur Fußentspannung mit. Oder lüfte deine Füße barfuß. Am Feierabend kannst du ja die Stiefel oder Gummiclogs im Spind lassen.

Keine Sorge: Zusätzlich zu den genannten Merkmalen werden dir deine Füße sagen, welcher Schuh **einfach gut ist** – dafür sind sie hervorragende Experten:

Wenn nix drückt und beim bzw. nach dem Laufen nix wehtut, ist dieser Schuh im Moment der richtige.

Wohlfühlen: Fußmassage

Bravo! Du hast dich durch eine ganze Menge Stoff gearbeitet – einen Berg Informationen gesammelt und deinem Großhirn zur Bearbeitung übergeben.

Jetzt werden wir uns den Füßen mit **Spürsinn** nähern: haptisch, praktisch gut! Wie gesagt: Du kannst nur gut bewegen, was du spürst. Du kannst nur gut spüren, was du bewegst.

Beobachte mit deinen Händen, was in den Füßen passiert, begreife im Wortsinne ihren Aufbau. Lausche auf die Wahrnehmungen, die dir deine Füße vermitteln. Lass dich überraschen, was sie dir alles erzählen. Das hilft deinem Großhirn, die Informationen in Kontext zu setzen und einzuordnen.

Um deinen Pfoten neue Bewegungsideen zu schenken, sie an eingekellerte Möglichkeiten zu erinnern und ihren genialen Aufbau zu begreifen, habe ich folgende Fußmassage entwickelt. Sie mobilisiert sämtliche Strukturen in den Füßen und tut einfach gut.

Verkoste sie alleine oder übe an Partnerfüßen.

Viel Vergnügen!

DIE MOBILISIERENDE FUßMASSAGE

Bevor du beginnst:

Sei achtsam!

Lausche während der Massage aufmerksam in die Füße hinein. Sie flüstern dir, was wohltut, oder ob du im Begriff bist, eine Grenze zu überschreiten. Bist du im Zweifel, reduziere sofort die Intensität! Bleibe stets innerhalb des schmerzfreien Bereichs! Daran passt du Druck und Rhythmus an.

Achte auf Reaktionen oberhalb der Füße: Falls dein Massagepartner Stresssymptome, Schmerzen oder starke Unruhe zeigt, sofort die Energie herunterfahren oder aufhören! Obacht auch bei Personen mit schweren Erkrankungen und Schwangeren.

Vorbereitung

Manche Menschen haben Hemmungen wegen – mit Verlaub – stinkender Füße, meist zu Recht. Nach einigen Stunden in (Tanz-)Schuhen respektive Stützstrümpfen eingepackt oder einfach „schwierig erreichbar in fortgeschrittenem Alter" ist das kein Wunder.

Waschen hilft immer:

Ein kleines Schaff mit Wasser gewünschter Temperatur samt Waschlappen und Gästehandtuch ist schnell bereitgestellt oder (in Härtefällen) das gute alte Fußbad zur Einweichung.

Für unterwegs bieten Feuchttücher eine praktische Alternative – käuflich erworben in der Spenderbox oder selbstgebastelt (einfach einen nassen Waschlappen bzw. ein paar gefaltete, angefeuchtete Küchentücher mit 2-3 Tropfen Duftöl oder Kölnisch Wasser beträufeln und eintüteln). Einmalwaschlappen finde ich persönlich zu hart und kratzig.

Zum Abtrocknen eignen sich Küchentücher von der Rolle, sie fusseln nicht. In hygienisch unbedenklichen Fällen benötigt ein Gästehandtuch wenig Platz im Gepäck.

Eine einstimmende Einreibung mit Magnesium-Öl empfinden die meisten als sehr wohltuend. Das Rezept findest du auf meinem Blog.

Johanniskraut-Öl wärmt wunderbar kalte Füße. Arnika-Öl wirkt abschwellend und beruhigt nach einer Verletzung. Zur Pflege trockener, rissiger Haut eignet sich Mandel- (oder ein bissel bodenständiger) Olivenöl.

Mit nackten Füßen arbeiten ist natürlich am besten. Dünne Socken müssen nicht stören. Gerade bei „schüchternen" Menschen scheinen sie als eine Art Schutzschicht zu fungieren. Muss ja nicht jeder deine Füße sehen. Denk dir nix, viele Fußproblematiker genieren sich wegen ihrer vermeintlichen „Monsterpfoten". Auch wenn du es mir jetzt noch nicht glauben magst, irgendwann wirst du deine schönen, starken Füße stolz präsentieren – auch nackig.

Bestandsaufnahme

Als fortgeschrittenem Eigen-Fußexperten wird es dir leichtfallen, alle folgenden Aspekte zu erfassen. Für den Anfang genügt eine grobe Übersicht über den aktuellen füßischen Zustand.

Beginne mit dem allgemeinen Hautzustand und der Beweglichkeit in den großen und kleinen Fußgelenken.

Eine gute Durchblutung erkennst du an gesunder rosa Farbe der Füße. Sie fühlen sich wohlig warm an.

Sind deine Füße geschwollen? Komplett oder nur an bestimmten Stellen? Bemerkst du heiße, entzündete oder besonders kalte Gebiete?

Betrachte die Haltung deiner Zehen und die Stellung in den Grundgelenken, ob die Füße nach innen oder außen gekippt sind. Wie würde ein Fußabdrucks-Stempel jetzt aussehen?

Haben sich ungünstige Gewohnheiten als Hautveränderungen abgezeichnet? Verhornte Stellen zeigen besonders belastete Gebiete. Auch Warzen oder Hühneraugen treten genau dort gerne auf. Hat ein Schuh gedrückt und dir eine Blase/Druckstelle beschert? Wie ist der Zustand deiner Nägel? Nagelpilz? Ist der Stich der toten Biene gut abgeheilt?

Regelmäßiger, am besten täglicher Fuß-Check ist besonders wichtig, wenn die Versorgung eh schon eingeschränkt ist, zum Beispiel bei Diabetikern, Leuten mit suboptimaler Durchblutung (Arteriosklerose) oder Nervenstörungen (peripherer Neuropathie). Ein Handspiegel am Boden hilft dir, deine Fußsohlen zu sehen.

Bist du ruhig und entspannt?

Sind deine Schultern, dein Nacken, deine Kiefergelenke locker?

Sitzt du bequem?

Bist du mit Herz und Hirn im Hier und Jetzt?

Angespannte Unruhe überträgt sich sonst ganz schnell in die Füße hinein.

Sind deine Hände warm, sauber und bereit zur Kontaktaufnahme?

Frag sie und halte sie gegebenenfalls einfach unter warmes Wasser. Das wärmt und spült fort, was du im Moment nicht brauchen kannst.

Wenn du mit einem Partner übst...

Liegt oder sitzt der Massageempfänger bequem?

Vielleicht noch ein Kissen unter die Knie oder in den Nacken?

Ist ihm warm genug? Braucht er eine Decke oder Wärmflasche?

Oder muss er jetzt schon schwitzen? Noch geschwind lüften? Ein bissel was ausziehen? Gürtel oder Kragen öffnen?

Kann er es so für die nächste Viertelstunde gut aushalten?

Ist der Zeitpunkt so gewählt, dass ihr ungestört seid? Kein Zeitdruck? (Obacht: Der Termin zum Mittagessen o.ä. kann für deine Oma unumstößlich sein! Auch wenn dir das nicht einleuchtet. Wird dieser nicht pünktlich eingehalten, kann das hochgradige Unruhe auslösen. Nimm's hin. Und richte dich danach.)

Vor der Behandlung von Kindern oder alten Herrschaften: Hast du einen Toilettenbesuch angeboten? Warmes Wasser an den Füßen öffnet gerne den „Wasserhahn".

Der Drang meldet sich auch bei Jüngeren erst nach der Anspannung (z.B. nach dem Tanzen, erst in der Arbeitspause). Er ist ja auf der parasympathischen Bilanzseite, der entspannten, daheim.

Behandlungsposition(en)

Sitzt der Fußmassierte im Sessel oder Rollstuhl, knie ich am liebsten im Seiza (japanischer Kniesitz) auf dem Boden. Falls mich hygienische Bedenken zwicken, z.B. der Fußboden einer Klinik, lege ich ein mitgebrachtes Handtuch unter (Kochwäsche).

Der zu behandelnde linke Fuß liegt dabei so auf meinem rechten Oberschenkel, dass seine Zehen zu meinem rechten Knie zeigen. Die andere Seite behandle ich anschließend in gespiegelter Haltung. Über die Schulter blickend lässt sich trotzdem ein guter Kontakt halten. Eine Änderung im Atemmuster und in der Peristaltik (zufriedenes Bauchgluckern) erschließt sich übers Hören.

Im Kniesitz oder auf einem Hocker sitzend, den Patienten anblickend mit seinem Fuß auf dem eigenen Oberschenkel, behandelt es sich ebenso gut.

Der Vorteil des Kniesitzes besteht darin, dass er fast überall und jederzeit ohne Hilfsmittel zur Verfügung steht.

Anmerkung: Mir ist bewusst, dass in manchen Fußmassage-Schulen den Patientenfuß auf dem eigenen Oberschenkel zu platzieren ein striktes „No Go" darstellt, begründet mit der Unterschreitung der therapeutischen Distanz. In meinem Bereich – sowohl bei der Körperarbeit als auch der Pflege (und im Tango) – komme ich den Klienten sehr nahe. Zudem erlebe ich in pflegerischen Situationen diesen Menschen zwangsläufig in sehr intimen, auch für ihn peinlichen Situationen, konkret „mit nacktem Hintern...". Da macht sein Geläuf auf meinem Bein „das Kraut nicht fett". Professionelle Distanz ist für mich eine mentale Angelegenheit. Wie du das hältst, darfst du selber entscheiden.

Behandelst du deinen Partner **liegend** auf einer Massagebank oder im Bett, achte auf seine UND deine Bequemlichkeit:

Kannst du deine Ellbogen aufstützen?

Ist die Liege auf deine Arbeitshöhe eingestellt?

Hat deine Sitzgelegenheit die richtige Höhe?

Stehen deine eigenen Füße sicher auf dem Boden?

Die eigenen Füße erkunden und verwöhnen

Auch hier gilt das oberste Gebot: **Sitze bequem!** Ob auf einem Stuhl, Sofa oder im Schneidersitz auf dem Boden darfst du selber ausprobieren. Ganz, wie's beliebt.

Lege einfach deinen Fuß auf den gegenüberliegenden Oberschenkel. Wahrscheinlich wird dir das untere Drittel am komfortabelsten sein.

Selbstverständlich darfst du dir vorher auch selbst ein Fußbad und/ oder Einreibung gönnen.

Such dir, wenn du magst, ein oder zwei **Musikstücke** aus. Du brauchst eines pro Fuß. Das hilft, im Rhythmus und in der Zeit zu bleiben.

Wähle entsprechend deinen Vorlieben und deiner Stimmung, falls du deine Füße verwöhnst, oder etwas Adäquates für deinen Partner.

Zum Üben an deinen eigenen Füßen kannst du anfangs einfach parallel das **Video** laufen lassen und (spiegelverkehrt) mitmachen.

Das Video dazu findest du hier:

http://im-prinzip-tango.blogspot.de/2016/08/ e-book-die-mobilisierende-fumassage-aus.html

Ich habe mich im Film natürlich für einen Tango entschieden, mit dem passenden Titel „El día que me quieras" („Der Tag, an dem du mich lieben wirst"), weil ich weiß, dass sich das viele Füße wünschen. So haben sie's mir zumindest erzählt.

Lass deine Hände leicht und mit sanftem Nachdruck fließen, mit den – auf keinen Fall gegen die – Antworten, welche dir die Füße flüstern.

Die Zehen in allen Gelenken mobilisieren

Die Leichtigkeit entdecken

Sie „erinnert" die Füße daran, wie **flüssig und spielerisch** die Bewegungen in diesen Minigelenken sein darf: Bewege deine Zehen so **zart** wie möglich. Setze so **wenig Kraft** ein, wie es geht. Finde heraus, wie die Gelenkflächen immer **leichter** gleiten.

Dieser Part imitiert zudem das wichtige Abrollen.

Bei Menschen, denen das Laufen fehlt (z.B. bei Querschnittslähmung) ist diese „So tun als ob"-Mobilisation sehr beliebt und gemütserhellend, so meine Beobachtungen. Vielleicht kommen im Gehirn ähnliche Signale aus der Peripherie an wie beim einstigen Gehen, was in Folge bei manchen Patienten die Stimmung hebt?

Allein schon mit der Beugung und Streckung der Zehen werden die Strukturen im vorderen Bereich des Fußes gleitend entfaltet, die kleinen Muskeln gestreckt, die Sehnenscheiden geölt und die Zehengelenke belebt.

In der **Fußreflexzonentheorie** werden hier die Bereiche vom Kopf abwärts bis zum oberen Rand des Trapezmuskel an der Schulter (M. trapezius) beschrieben. Die Einflusszone für die Halswirbelsäule – am Innenrand des zweiten Großzehenglieds (medial Großzehenphalange II) – wird behutsam gedehnt, was erfahrungsgemäß anfangs als ungewöhnlich, aber wohltuend erlebt wird.

Zusätzlich werden die **Yang-Meridiane** am Fußrücken und an den Zehenoberseiten mobilisiert und sanft aktiviert.

Obacht bei der Beugung im Großzehengrundgelenk Richtung Fußsohle (Plantarflexion)! Außer meiner Mutter kenne ich nur wenige Erwachsene, die einen heruntergefallenen Bleistift mit den Zehen greifen und aufheben können. (Oder möchten?) Nach meiner Erfahrung haben viele Menschen die Beugung gerade der großen Zehe Richtung Fußsohle nicht mehr im aktiven Bewegungsrepertoire. Deswegen wird diese Funktion oft schlicht nicht „benutzt", fühlt sich anfangs komisch, fremd oder sogar schmerzhhaft an. Manche reagieren mit (unbewusster) Gegenspannung. Dann sei besonders zart.

Ist dieser Bereich ein bissel steif, probiere **Barfuß-Greifübungen**: Murmeln, Stifte, Stöckchen, einen Handtuchzipfel packen etc. **Greifen, nicht krallen!** Deine Hand ist Vorbild: Beim Greifen wird sie rund wie ein sich einrollender Igel, die Innenseiten der Finger bedecken die Handflächen. So weit geht es bei unseren Füßen zwar nicht (mehr), aber die Idee „rund werden", um etwas herumschmiegen hilft.

Auch das langjährige Tragen von hohen Schuhen (z.B. bei alten Damen) oder chronisches „Zehen hochziehen" unterstützt das Einkellern dieser Bewegungsmöglichkeit – manchmal bis zur Kontraktur.

Also sei sanft zu deinen Zehen, so als würdest du ein scheues Tier locken wollen. Beobachte fühlend ganz genau, ob und wie weit die Bewegungen toleriert werden: vorsichtig bis an die Grenzen, auf keinen Fall mit Gewalt drüber hinweg!

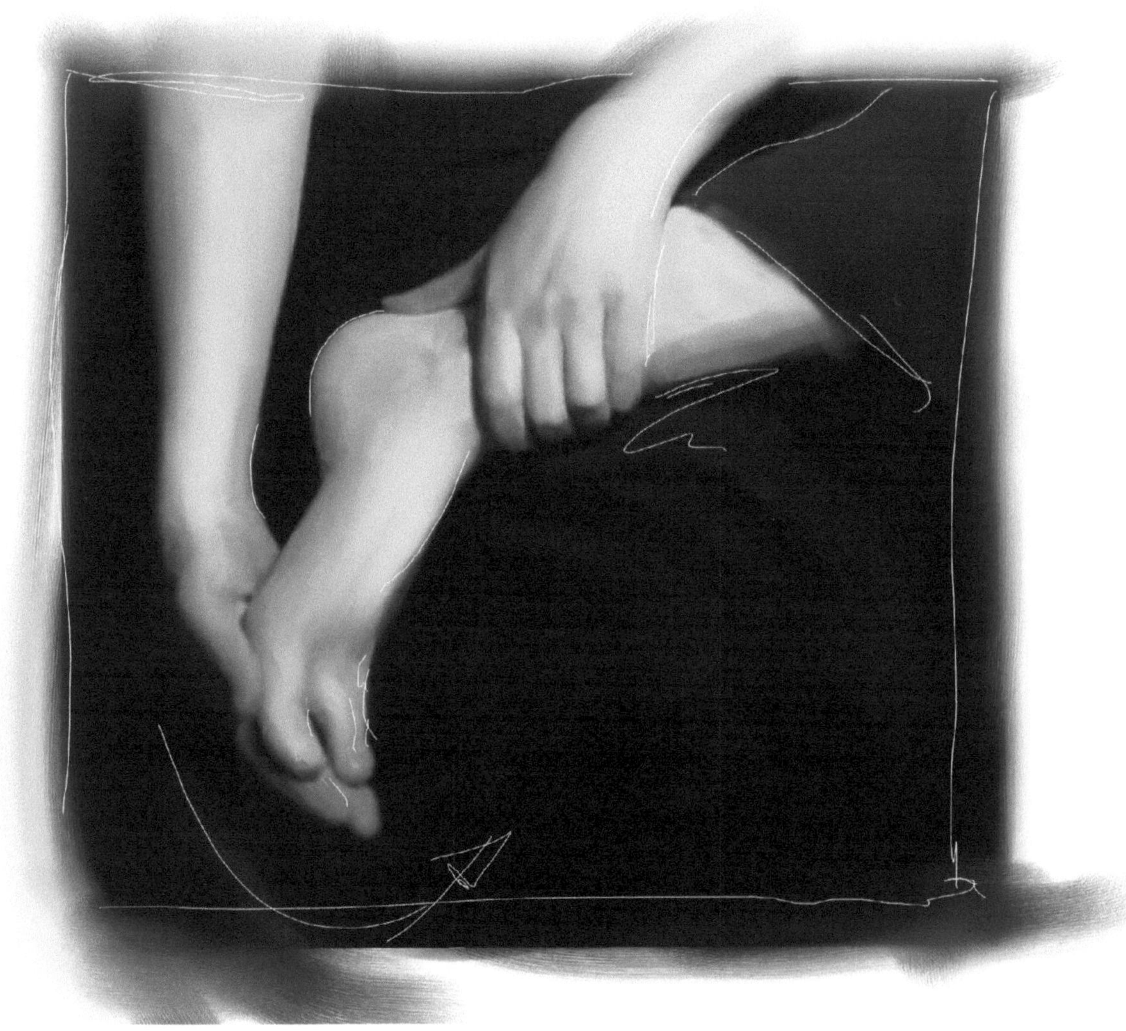

Deine Handfläche trifft die Fußsohle auf Ballenhöhe.
Finger und Zehen zeigen in die gleiche Richtung.

02

Deine Finger gleiten streichend an der unteren Seite der Zehen zu den Spitzen, bis du sie von oben umgreifen kannst…

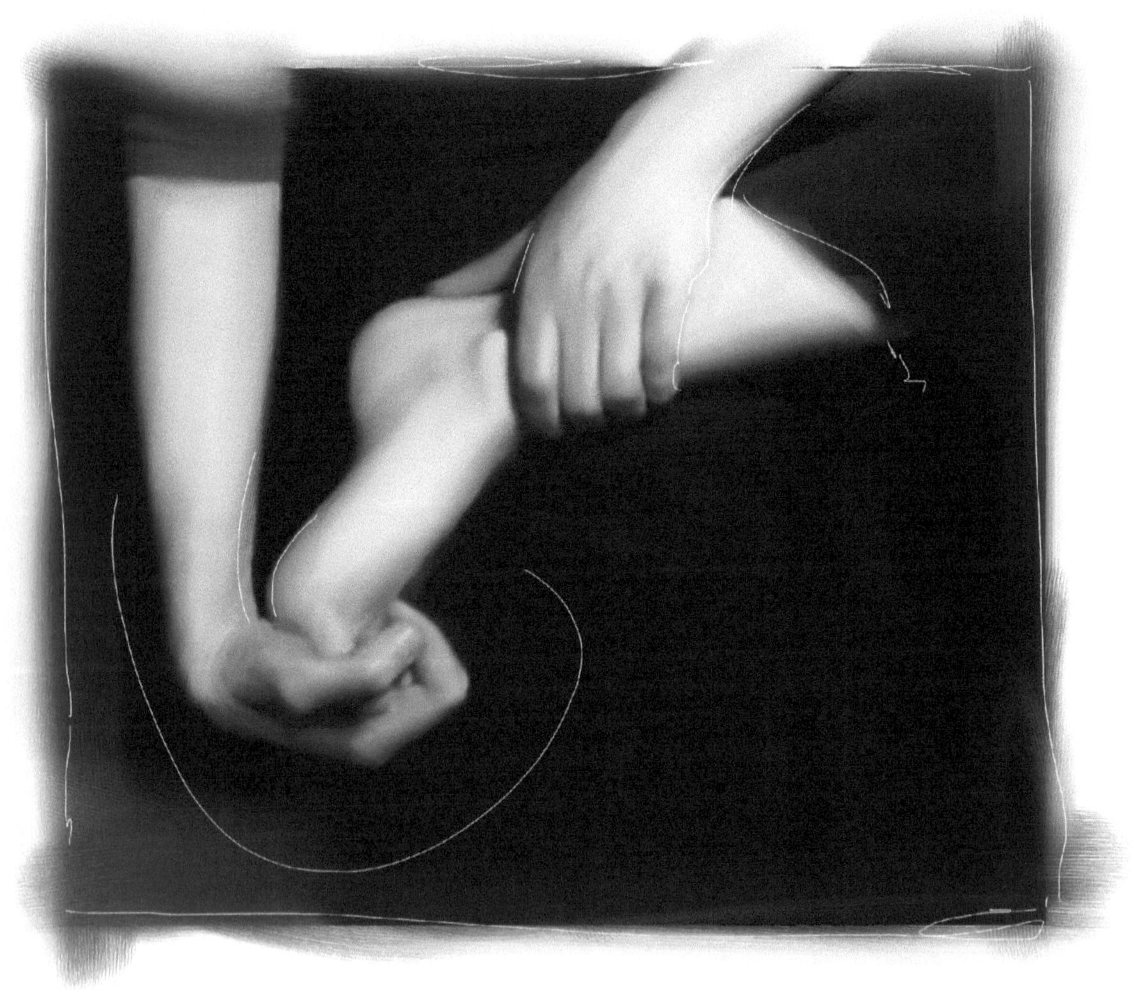

03

... und begleiten so die Beugung Richtung Sohle (palmar), sachte, aber bestimmt.

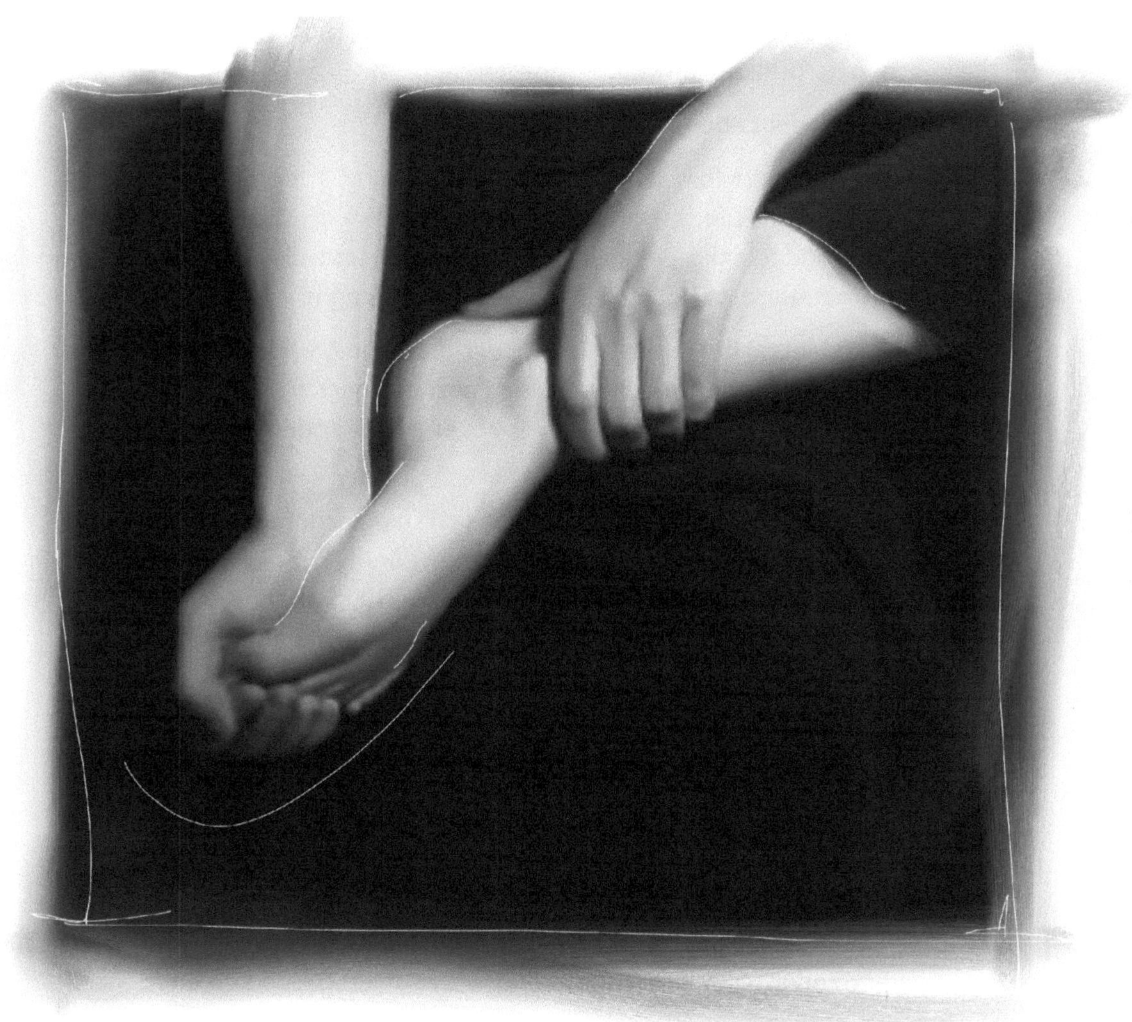

Die Mittelfußknochen mobilisieren (Fußrücken)
Massage im mittleren Bereich (Fußsohle)

Viele Füße fühlen sich in diesem Bereich an wie ein Holzklotz. Im Schuh eingesperrt ist ja kaum Bewegung möglich.

So kommt wieder Leben in den Mittelfuß:

In diesem Abschnitt löst du die oft hohe Spannung in den querverbindenden kurzen Fußmuskeln und Bändern. Entspannt(er) lassen sich dann die Grundgelenke gegeneinander bewegen und die Mittelfußknochen (Metatarsalen) Richtung Fußwurzel mobilisieren.

Fußsohlig (plantar) bekommst du gut Zugriff auf die Muskelgruppen, die den Fuß zusammenziehen wie eine Faust. So hart zusammengeschnurrt wird es schwierig mit leichten, energiesparenden Aktionen, z.B. Abfedern.

Erst aus der Entspannung heraus erinnert sich so mancher Fuß mit der Zeit, dass er einmal ein Gewölbe gehabt haben könnte! Dass der Druck auf dem Köpfchen des 2. Mittelfußknochens nicht zwingend vorgeschrieben ist! Relaxte Neu-Regulierung der „Quer-Aufspannung" im Gewölbe wird wieder möglich und darf beginnen.

Auch hier gilt: nicht zwingen, anbieten!

Im zehennahen Ballenbereich verläuft parallel ein Teil des Dickdarmmeridians, den du gleichzeitig mit der Mobilisation der Zehengrundgelenke gegeneinander gut bearbeiten kannst. Auch der Ausschnitt des Lungenmeridians, quer über den Ballen, bietet sich dafür an. Mit ein wenig Übung kannst du die beiden je nach Bedarf eher beruhigend (sedierend) oder belebend (tonisierend) verwöhnen (siehe Zugaben: Meridiane am Fuß).

Interessanterweise werden die Reflexzonen für Lunge/Zwerchfell an der Fußsohle (plantar) und für den Rippenbereich/Zwischenrippenmuskeln (Musculi intercostales) am Fußrücken auch diesem Bereich zugeordnet.

Das erklärt vielleicht, warum Patienten, denen das Atmen schwerfällt, Spannungen seufzend loslassen und anschließend entspannter und vor allem tiefer ventilieren – so meine Beobachtungen.

Der Abschnitt unter den Fußwurzelknochen an der Sohle gilt als die Zone für den Darm. Kräftiges Tonisieren kann helfen, Stuhlgang auszulösen – erfahrungsgemäß eine fein-effektive und nebenwirkungsfreie Methode bei bettlägerigen Patienten.

04

Umfasse mit beiden Händen den Fuß, so dass der eine Daumen am Großzehengrundgelenk den anderen am Grundgelenk des Zeigezehs trifft. Die Kuppen der Mittelfinger und/oder Zeigefinger bilden das Gegenstück an der Sohle.

Bewege die Hände gegengleich wellenartig auf und ab. Erscheint dir das Gewebe locker und durchgängig, gehe ein Gelenk weiter, bis du an der Außenkante angekommen bist. Wandere ein kleines Stück weiter Richtung Ferse zurück zur Innenkante, wieder ein bisschen tiefer und wieder hinüber, bis du dorsal mit deinen massierten Zeilen die Fußwurzel erreicht hast.

Im Verlauf dürfen die an der Sohle arbeitenden Finger ihre Bahn verbreitern, so dass du den oft festen muskulären Anteil unter der Fußwurzel kräftig bearbeiten kannst. Nutze die oben gelegenen Daumen als Hebel.

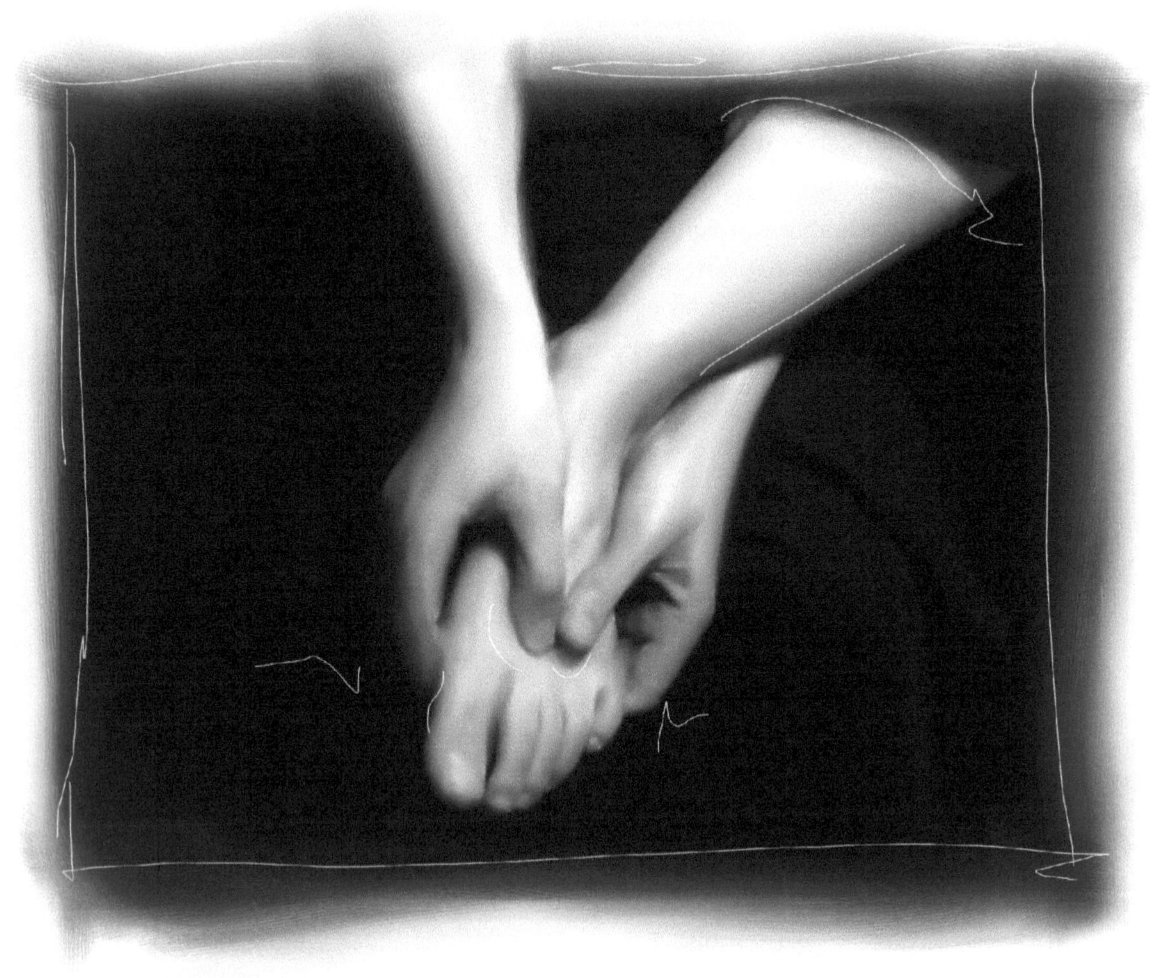

Mittelfußfächer: Stell dir einen Fächer vor, den du auf- und wieder zufaltest. Stütze dich mit den Handballen im Fersenbereich ab und ziehe den Mittelfuß auseinander und anschließend wieder zusammen (siehe Abb. 6). Sanftes Dehnen und Druck im Wechsel, das mögen die Faszien und Bänder – das füßische Lymphsystem auch.

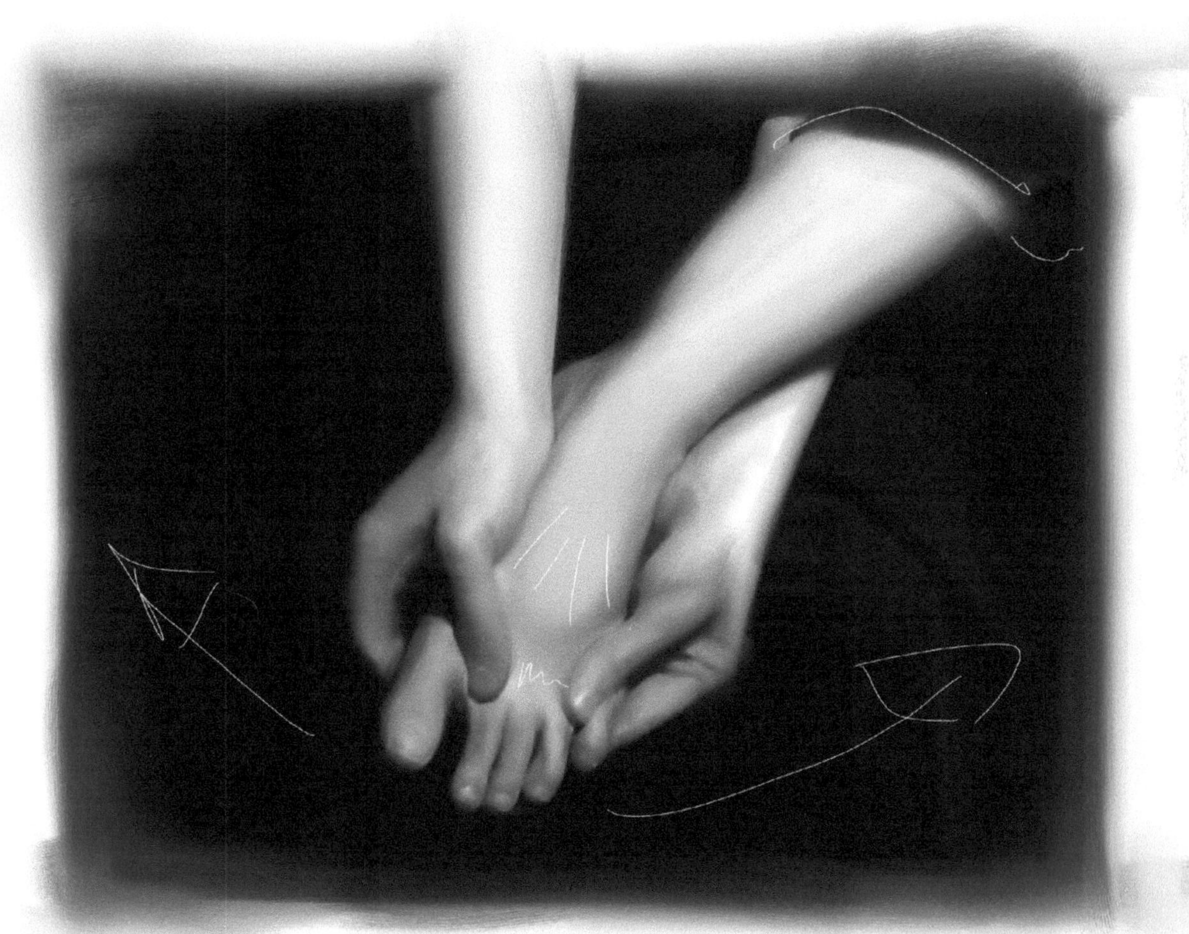

Diesen und den folgenden Übungsteil (siehe Abb. 7 und 8) finde ich erfrischend für heiße Füße nach der Arbeit (oder dem Tanzen).

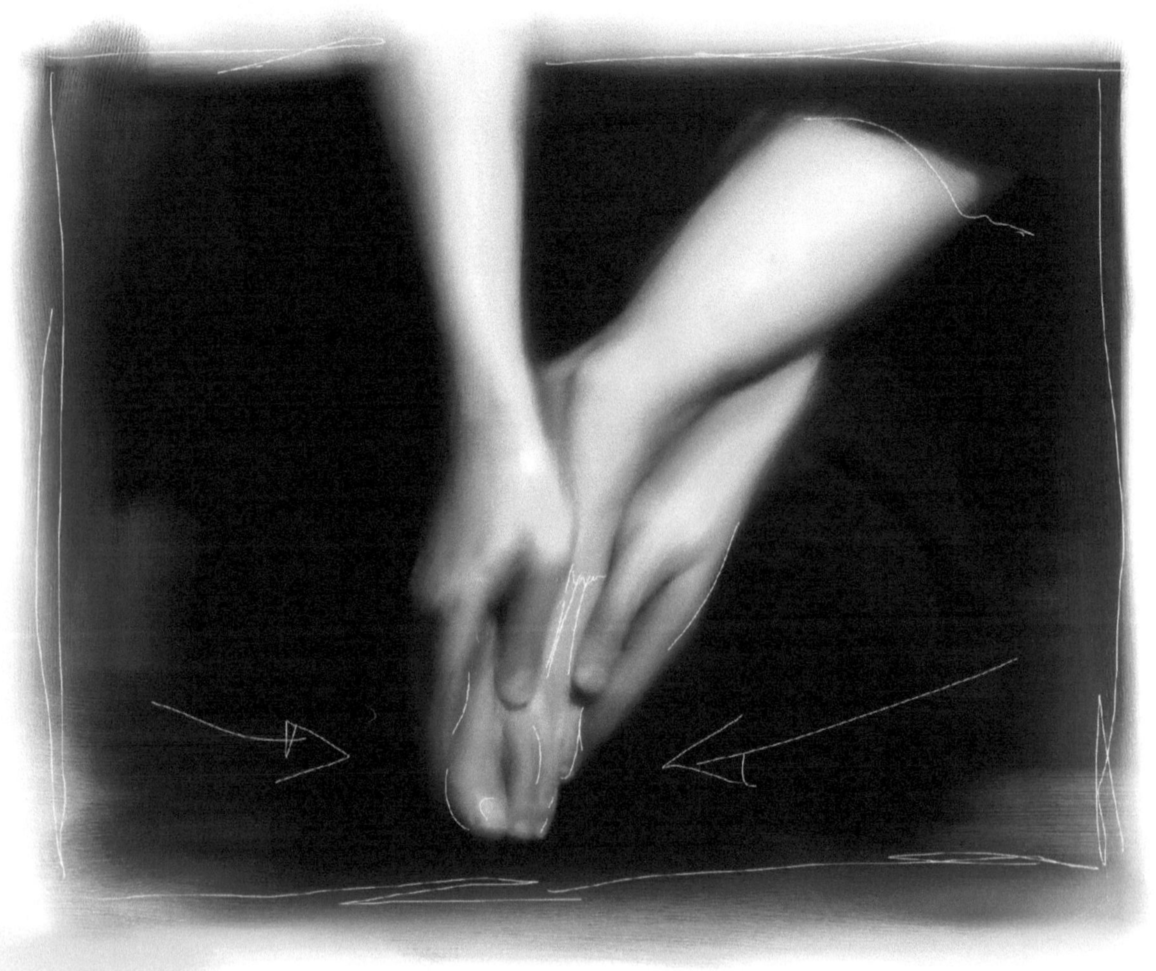

Den Mittelfuß auswinden: Fixiere den Fuß an Knöchel und Ferse. Mit der anderen Hand umgreifst du den vorderen Teil des Ballens quer und drehst sanft nach außen und innen und vice versa. So bewegst du die Gelenke zwischen Mittelfuß- und Fußwurzelknochen zusätzlich.

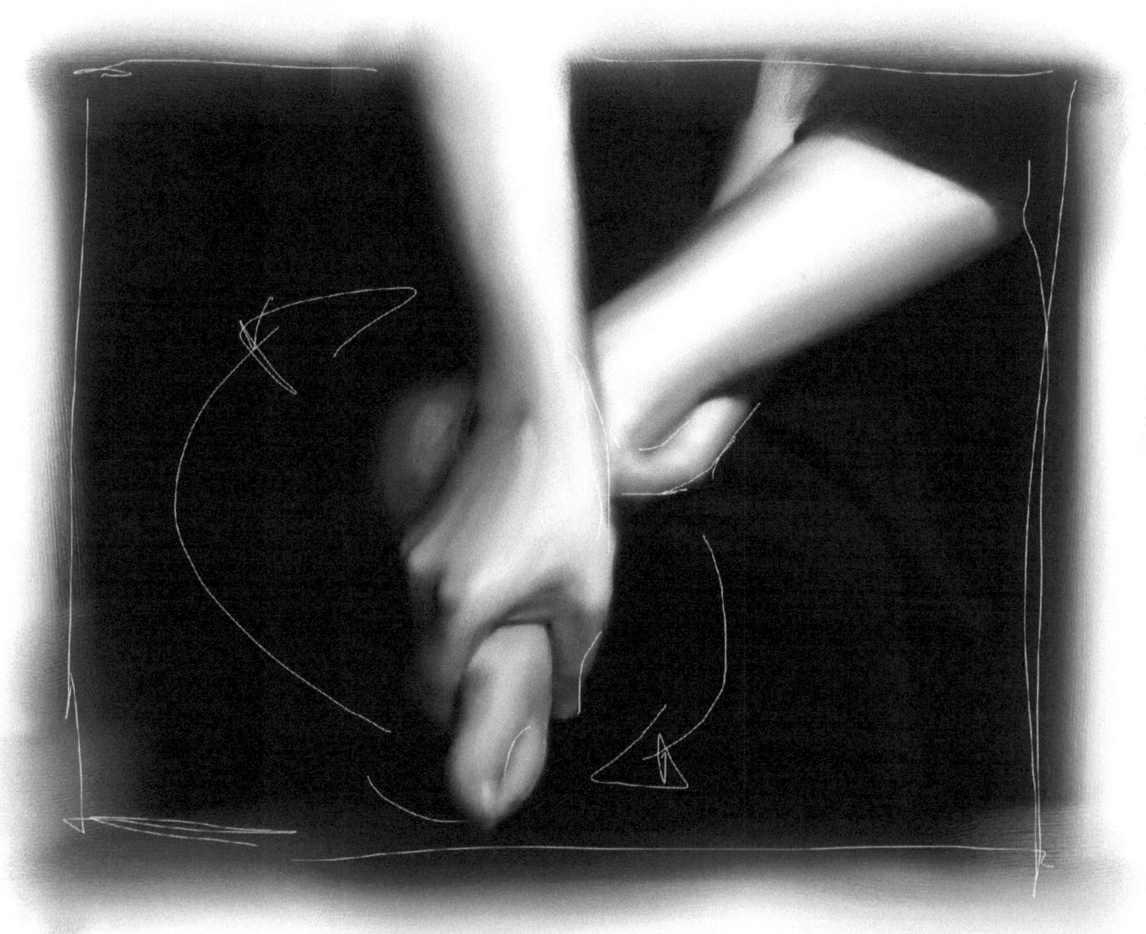

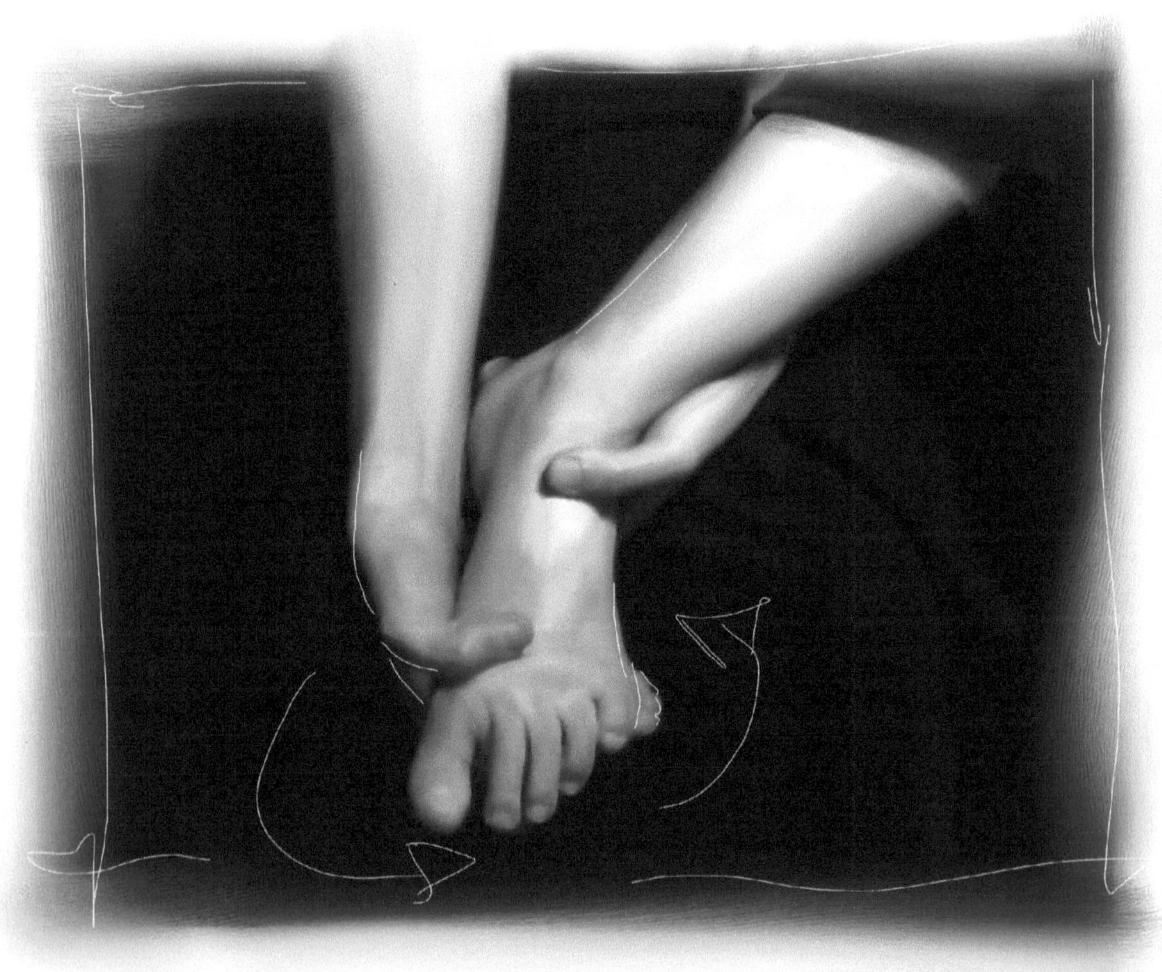

Sprunggelenke und Ferse mobilisieren

Abrollen imitieren Teil 2: Der inzwischen gelöste Mittelfuß und das Sprunggelenk werden in die Abrollbewegung mit einbezogen

Auch dieser Part fühlt sich für manche erstmal eigenartig an. Viele Füße sind diese ganzheitliche Bewegung einfach nicht mehr gewöhnt. Nichtbenutzung dieses Musters, Schuhe mit hohem Absatz bei den Damen oder die bei den Herrn beliebten unflexiblen „Lederkästen" schränken fußwohliges Abrollen beim Gehen ein, bis es im Bewegungsrepertoire einfach fehlt. Der gute Kontakt zum Boden verliert sich.

Die Rückmeldung der Füße zur Haltung im Raum kommt nur unklar verwaschen bei der Gesamtsteuerung an. (Wie weit weg ist der Boden nochmal? Laufe ich auf einer schiefen Ebene? Ist es rutschig da unten?...) Kein Wunder, wenn der Körper dann versucht, das Gleichgewicht mit verspannten Halteaktionen weiter oben – Knie, Hüfte, Rücken etc. – auszugleichen.

Weich-entspannt dagegen können deine Füße die vielen kleinen, differenzierten Bewegungen einschätzen und entsprechende detaillierte Stellungsinformationen zuverlässig weitergeben.

Bei der Streckung („Ballettfuß") dehnst du die sehnigen Ausläufer der Fußhebermuskeln am Fußrücken und ölst die Sehnenscheiden. Die Gegenbewegung („Hacke") dehnt die Strukturen an der Sohle in Gänze.

So mobilisierst du in Kombination mit dem propellernden Zehengriff (im Anschluss) quasi konzertiert sämtliche gelenkigen Verbindungen.

09

„Hacke": Bette die Ferse in deine hohle Hand.
Streiche mit der anderen an der Fußsohle den
Ballen Richtung Zehen entlang und begleite
sie nach oben, als würdest du den Fuß wie ein
Blatt aufrollen. Der Fußballen bleibt in einer
Ebene und imitiert den Boden.

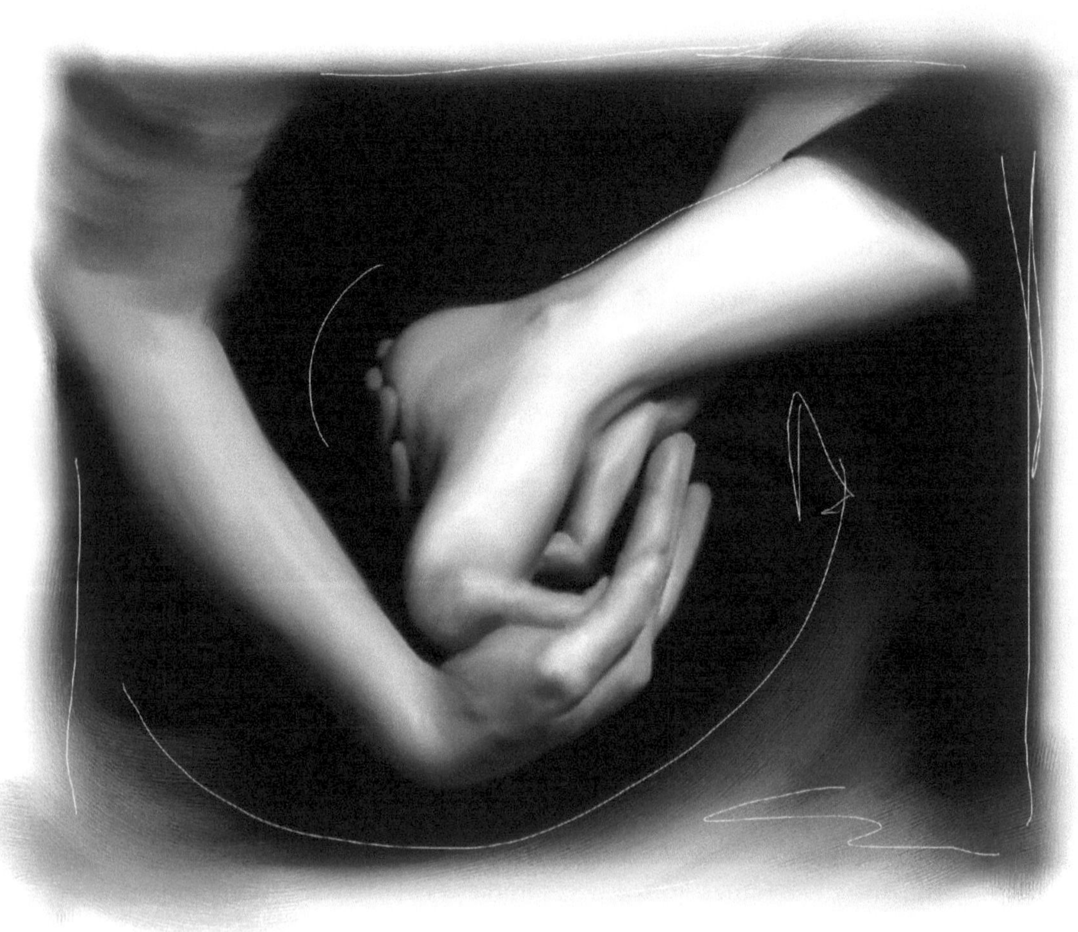

10

„Spitze": Strecke dein Sprunggelenk in einer Linie, die Zehenspitzen führen diese Bewegung. Stell dir eine Bahn vor, die vom Schienbein zum zweiten Zeh (Zeigezeh) und darüber hinaus zieht. Entfalte ein Gelenk nach dem anderen.

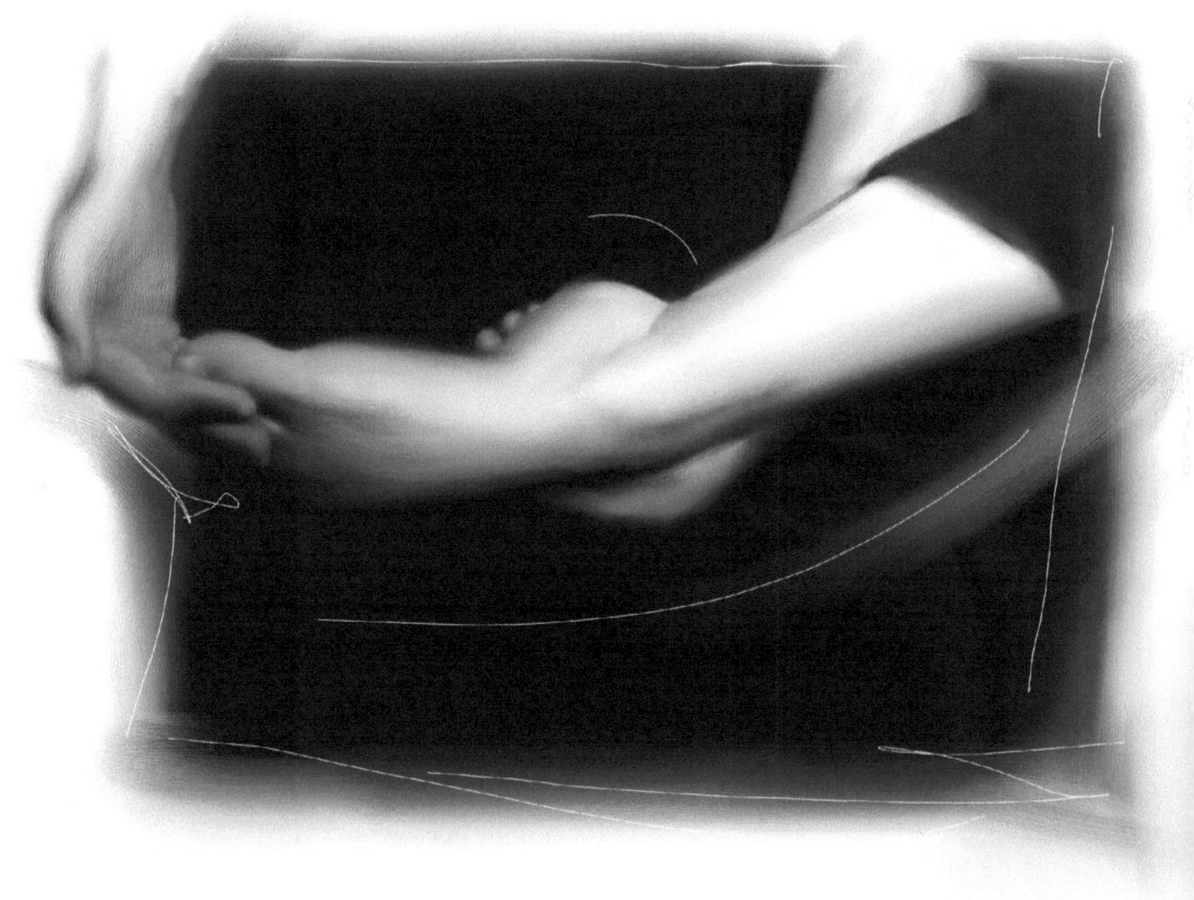

Fersenschaukel: Die eine Hand fixiert den Knöchelbereich und seitlichen Mittelfuß. Mit der anderen bewegst du das Fersenbein mit einer kleinen, leicht rotierenden Schaukelbewegung.

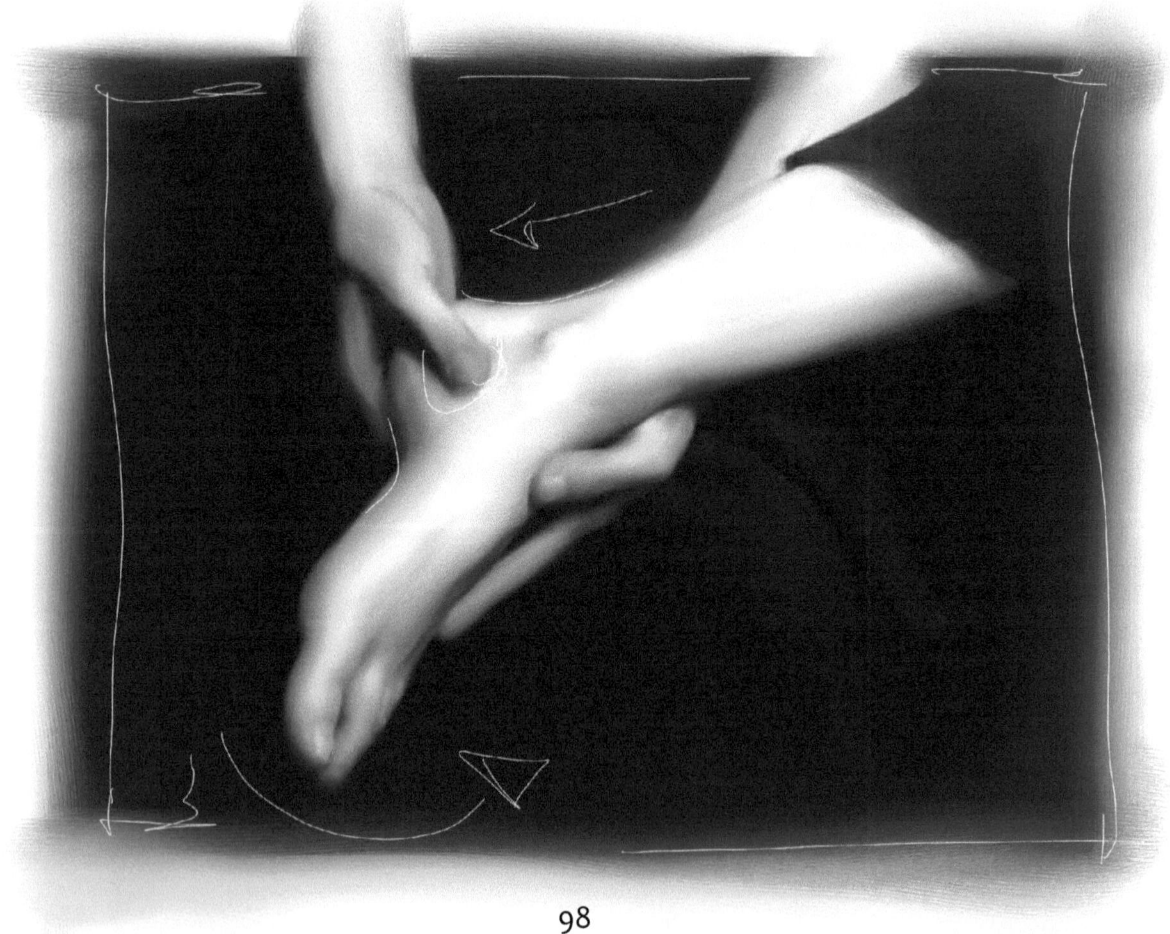

12

Zehenpropeller: Fixiere den Unterschenkel, so dass sich das Sprunggelenk im Knöchelbereich gut bewegen kann. Die andere Hand greift mit den Fingern in die Zehenzwischenräume (falls das nicht möglich ist, die Zehen umgreifen).

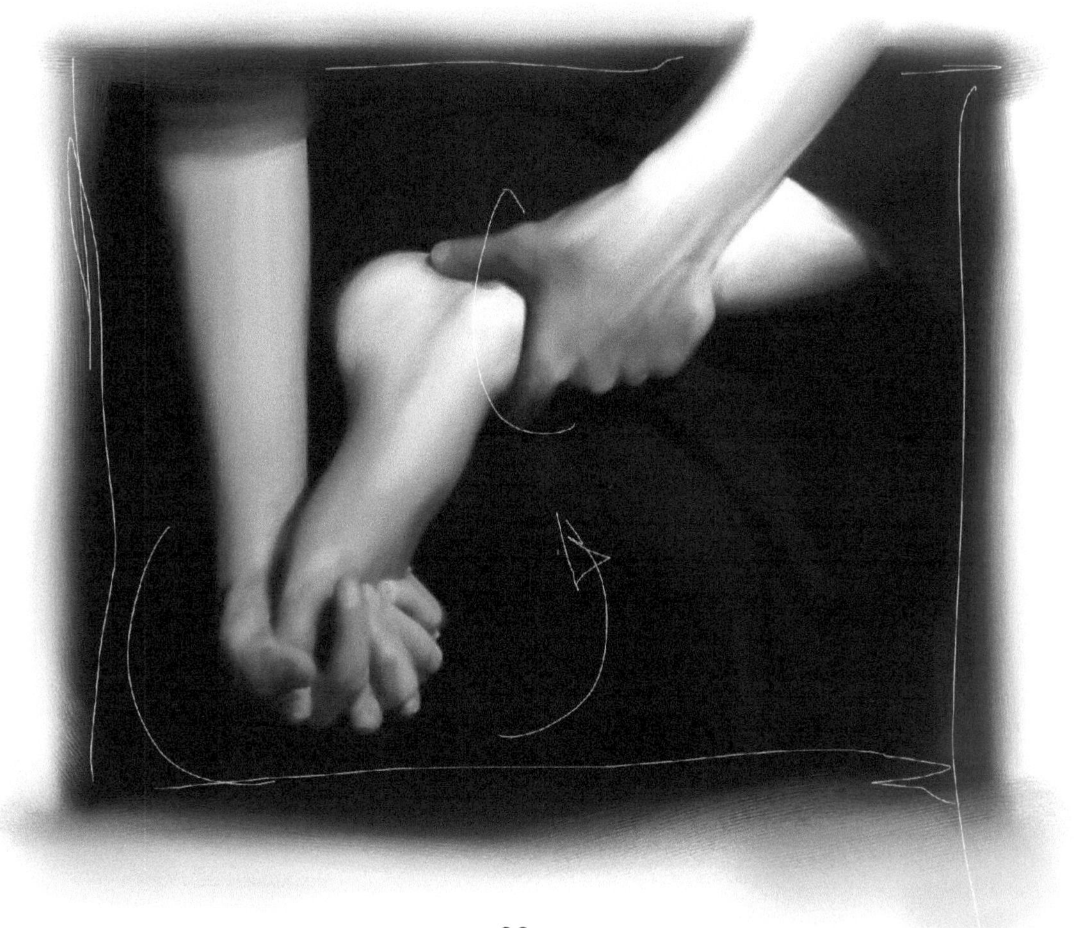

13 Beginne mit kleinen, rotierenden Aktionen aus dem Handgelenk. Lass die Propellerbewegung im Radius nach und nach größer werden, bis alle Gelenke mitspielen.

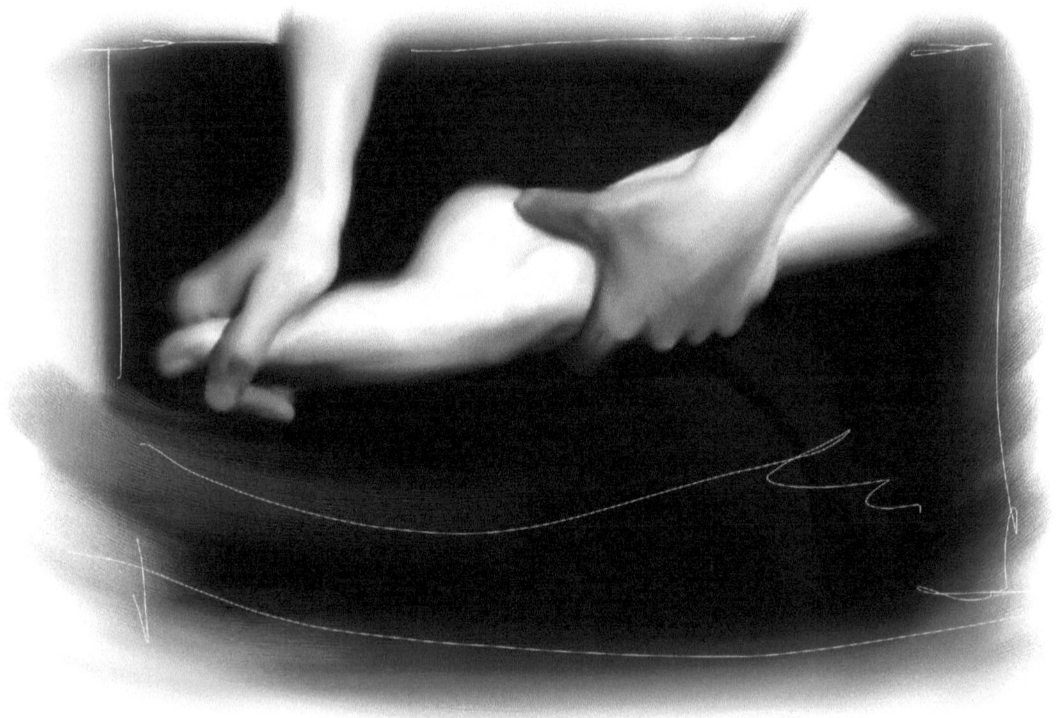

Drehend den Knöchelbereich befreien

Hier bekommen die stützenden Bänder und darunter verlaufenden Sehnenscheiden im dorsalen Knöchelbereich besondere Aufmerksamkeit, da sie in Bewegung geschmeidig massiert werden, damit sie elastisch bleiben und ihre Aufgaben erfüllen.

Die Behandlung wirkt „**leistenöffnend**": Eine effektive Möglichkeit, auf ein sich anbahnendes Stopp-Muster einzuwirken.

Als Reflexzone im Streifen quer über den Gelenkspalt zwischen Fuß und Unterschenkel wird das (Lymph-) Gebiet der Leiste angegeben. Das kurbelt den Stoffwechsel an und hilft bei geschwollenen Beinen.

Drehpunkt außen: Die kleine Fläche am äußeren, unteren Rand des Außenknöchels steht in der Fußreflexzonentheorie für den Hüftkopf (s. Abb. 15 Mittelfinger). Fast deckungsgleich, nur ein klein wenig tiefer, im Grübchen vor dem Außenknöchel, findet sich ein Akupunkturpunkt (Gallenblase 40), der den Fluss des Leber-Qi fördert und so u.a. bei stressbedingten Verdauungsbeschwerden helfen soll.

Als **innerer Drehpunkt** eignet sich die Vertiefung zwischen Innenknöchel und Kahnbein, wo in der chinesischen Medizin der Punkt Milz 5 verortet wird (ebenfalls mit günstiger Wirkung bei schwieriger Verdauung).

Welche Zonen oder Punkte hier nun auch wirken: Aus meiner Erfahrung mit immobilen Patienten scheint eine **„Belebung" im Becken- und unteren Bauchraum** stattzufinden. Das lindert oft die meist vorhandene Obstipationsproblematik und verbessert die Beweglichkeit im unteren Rücken und in den Hüften. So lässt sich der Patient viel einfacher lagern und fühlt sich wohler. Ganz ohne Beachtung der Akupunkturpunkte und Reflexzonen eignen sich diese Stellen schlicht und einfach nach **rein mechanischen Aspekten** prima.

14

Den Knöchel drehen: Fixiere über dem Knöchelbereich und lege die andere Hand von unten auf die
gezeigten Drehpunkte. Dann den hinteren Teil des
Fußes in die Drehbewegung mitnehmen.

Abb. 15 und 16 zeigen dir die Drehpunkte genauer.

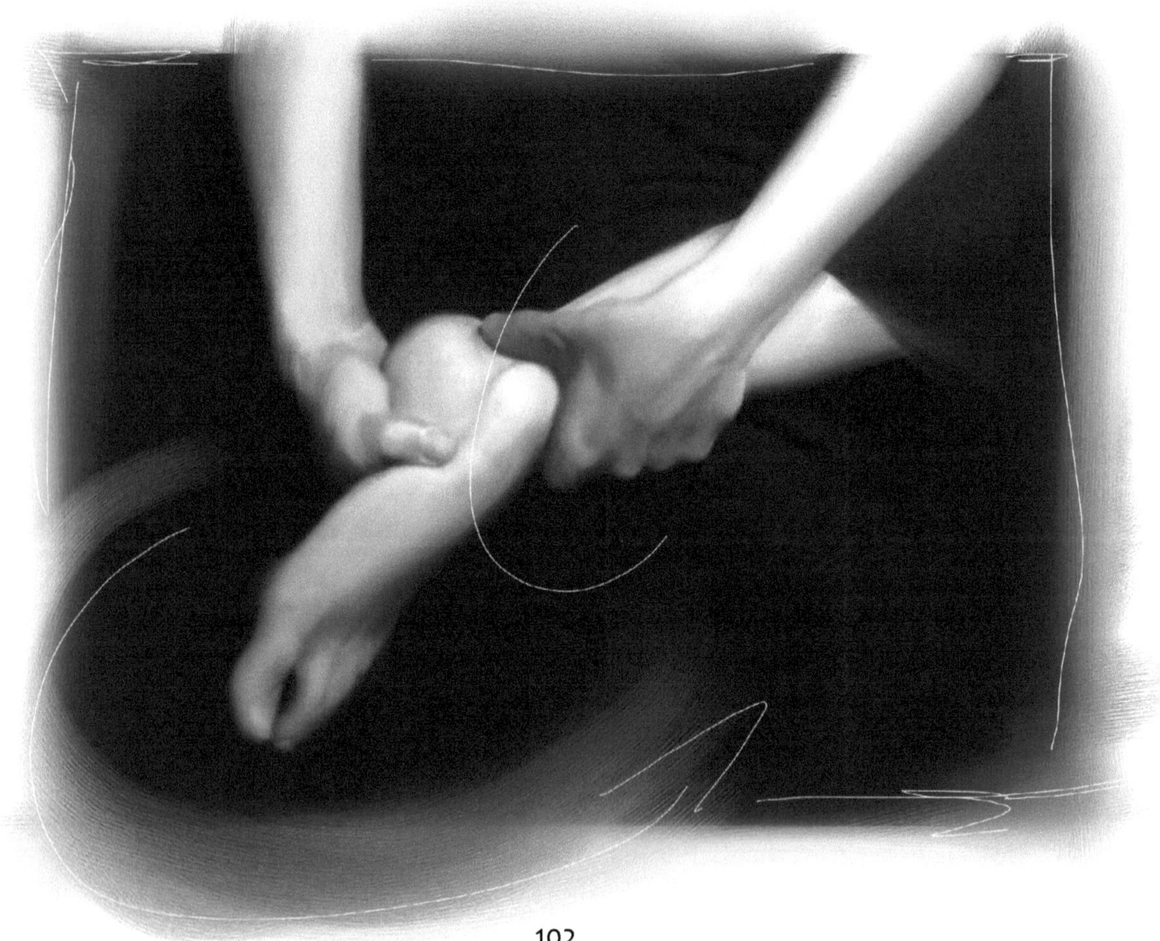

Der Daumen hält am inneren , der Mittelfinger am äußeren Drehpunkt.

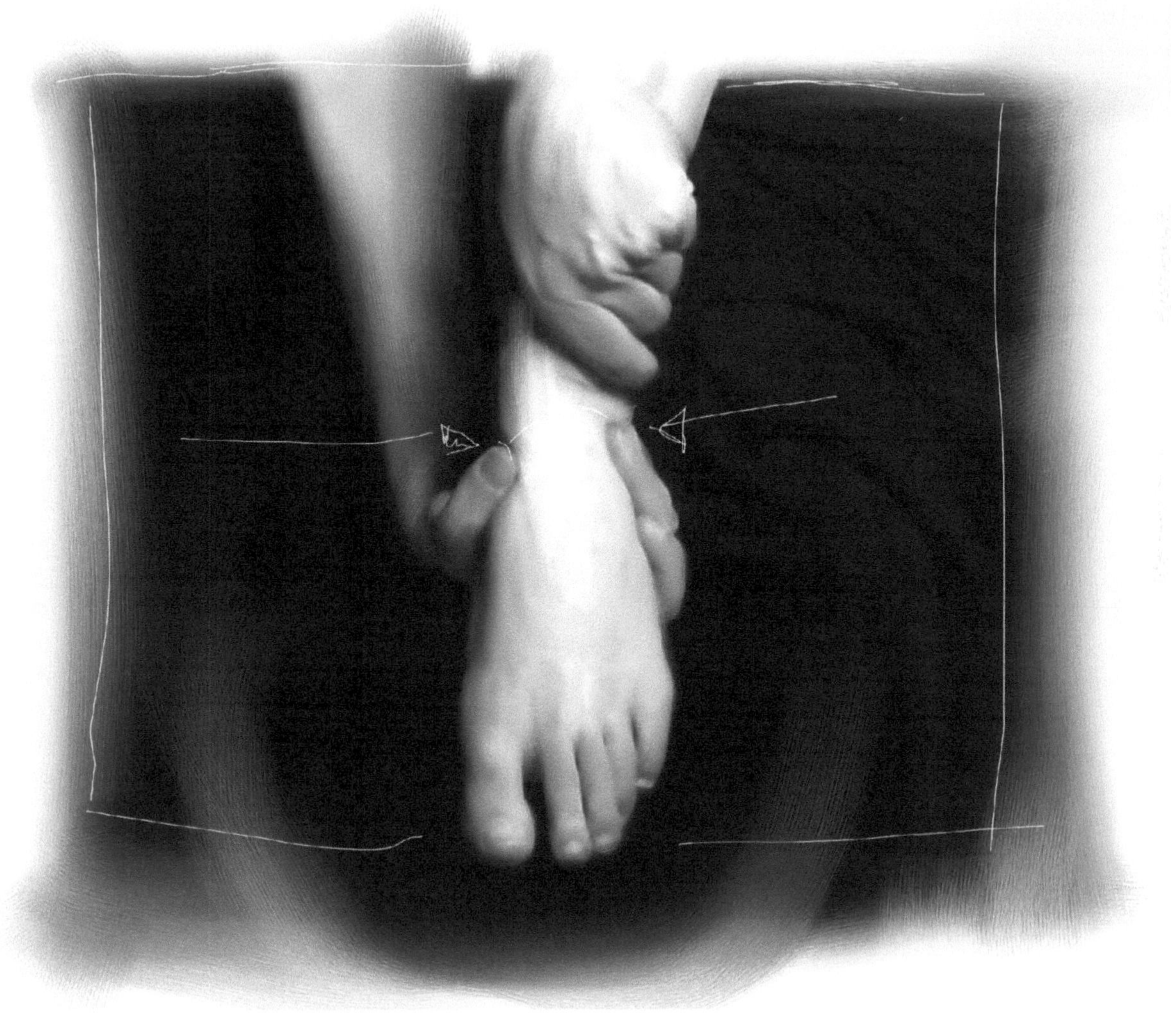

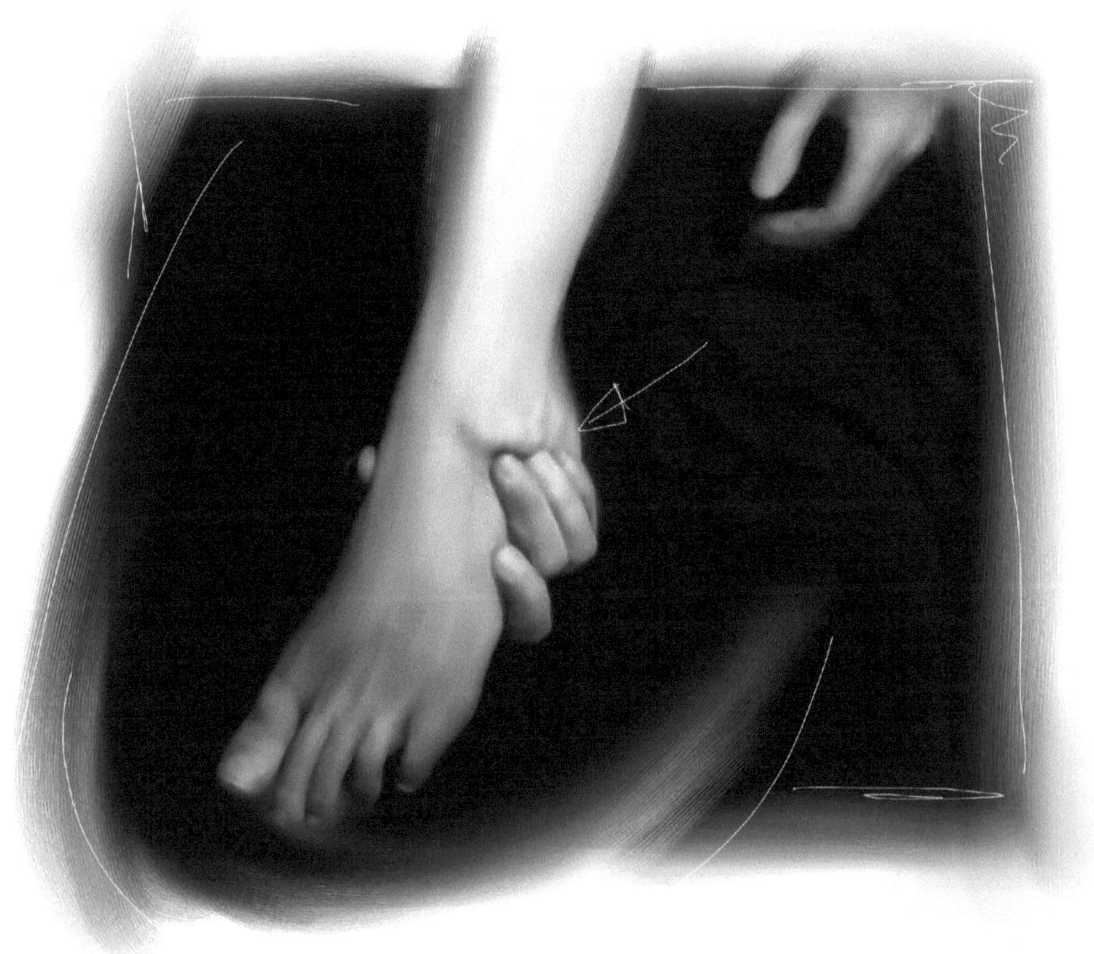

Die Achillessehne verwöhnen

Ihr zugedachter Job liegt in der Vermittlung der Fußstreck-Impulse aus der Wadenmuskulatur. Ein Anteil der „Wadel-Brüder" ist gespickt voll mit Rezeptoren, die „so stehst / gehst du gerade, reagiere ..."-Informationen melden. So trägt diese Fraktion ihren Teil dazu bei, dass wir bei aufrechten Aktionen – Stehen und Gehen – nicht einfach umfallen.

Langjähriges, ständiges Tragen hoher Schuhe, wie es z.B. von eleganten Verkäuferinnen (oder Tangotänzerinnen) verlangt wird, aber auch falsche Lagerung in Kombination mit fehlender Mobilisation bei gelähmten Patienten wird über kurz oder lang eine Verkürzung der Wadenmuskulatur in Gang bringen.

Übermäßige Belastung durch Tanzen oder Joggen auf hartem Boden, untrainiert Wandern in grobsteinigem, schiefem Gelände, Achsenabweichungen im Sprunggelenk durch Fehlstellungen oder abgelatschte Schuhe beanspruchen die Achillessehne sehr stark.

Das mag sie gar nicht! Dann reagiert sie gerne mit gereizten Überlastungsschmerzen, manchmal schon morgens nach dem Aufstehen, spätestens bei Beginn der wiederkehrenden Strapaze und bekommt die Diagnose „Achillodynie" verpasst. Dass im restlichen Gestell anderenorts kompensatorisch ver- bzw. angespannt wird, wundert nicht.

Die Achillessehne hat eine besondere Bedeutung und verdient für ihre harte Arbeit entsprechende Aufmerksamkeit und Verwöhnung!

Regelmäßige Massage und sanftes Dehnen kann Verklebungen in der bindegewebigen Schlupfhülle verhindern und die Versorgung der Achillessehne verbessern. Sie bleibt stabil und geschmeidig. So kannst du Beschwerden frühzeitig entgegenwirken.

Im Shiatsu oder der Thai-Massage wird die Achillessehne gerne in die Behandlung mit einbezogen. Sie sendet als kräftigste ihrer Art bei der Massage befriedend-entspannende Impulse ins gesamtkörperliche Faszien- und Bindegewebe.

Viele Meridiane ziehen außen und innen zwischen Knöchel und Achillessehne in obere Gefilde und werden bei Massage dieses Gebiets stimuliert. Direkt in der Vertiefung zwischen Innenknöchel und Achillessehne wohnt der oft genutzte Akupunkturpunkt Niere 3, mit u.a. beruhigend-blutdrucksenkender Wirkung.

Massiere achtsam! Dieser Bereich ist oft schmerzempfindlich.

Ab Seite 112 stelle ich dir eine Übung vor, die du speziell bei Problemen an der Achillessehne durchführen kannst.

Achillessehne verwöhnen: Ziehe den Fuß vorsichtig an den Zehen nach oben (Dorsalflexion). So bringst du flexibel anpassbaren Zug auf die Achillessehne. Bei Überschreiten des „Wohlwehs" reduziere den Zug.

Platziere den Daumen an der Achillessehne oben, an der unteren Seite nutzt du als Gegenstück das angebeugte Mittelgelenk deines Zeigefingers. Massiere so kräftig, wie es angenehm ist, in kleinen, schaukelnden Knubbel-Kreisen Richtung Wadenmuskulatur. (Wenn genug Zeit zur Verfügung steht, freuen sich auch die Waden über eine lösend-knetende Behandlung.)

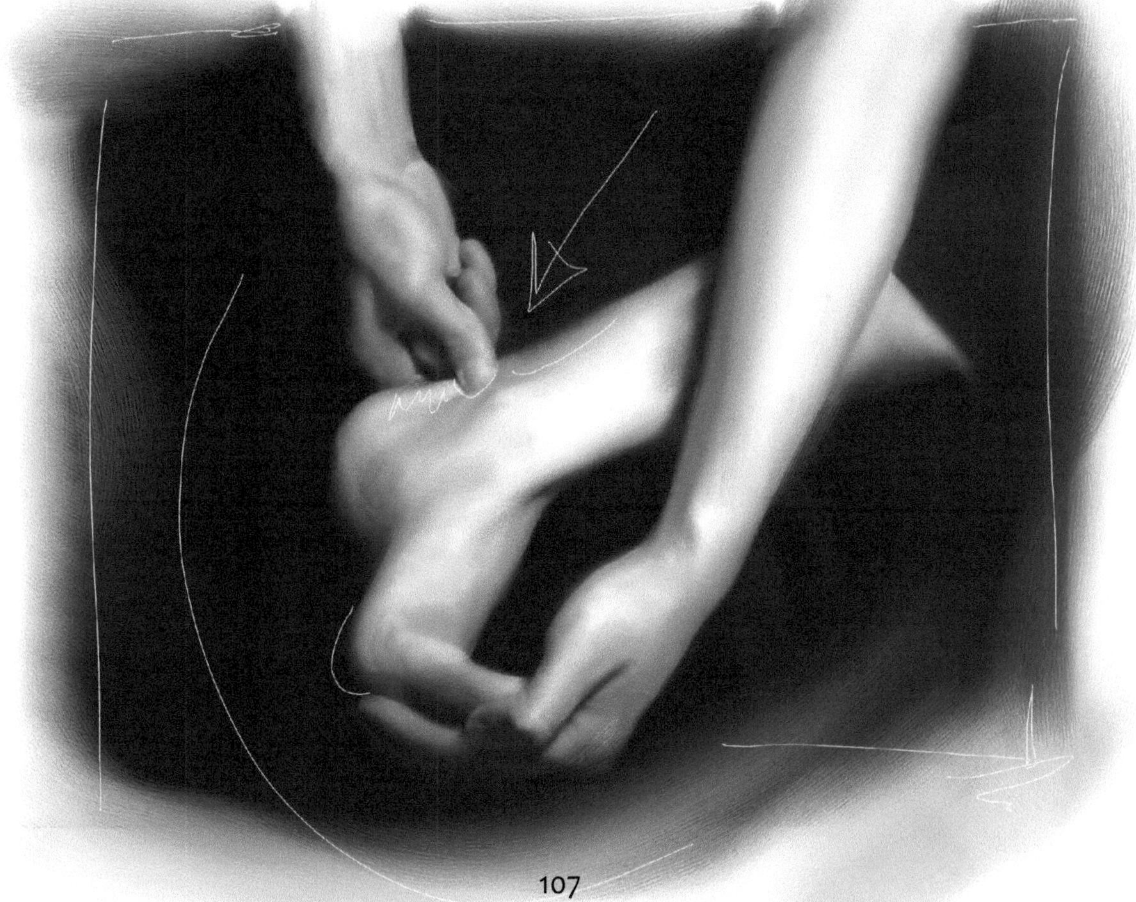

18

Ein wohliger Abschluss darf natürlich nicht fehlen: Bette die Ferse in die hohle Hand. Mit der anderen streiche am Fußrücken von den Zehen bis zum Schienbein hinauf – langsam und achtsam. Mit ein wenig Glück und Übung erreichst du den Unterschenkel mit den letzten Noten des Musikstücks. Bleibe ein paar Sekunden und löse dann die Verbindung.

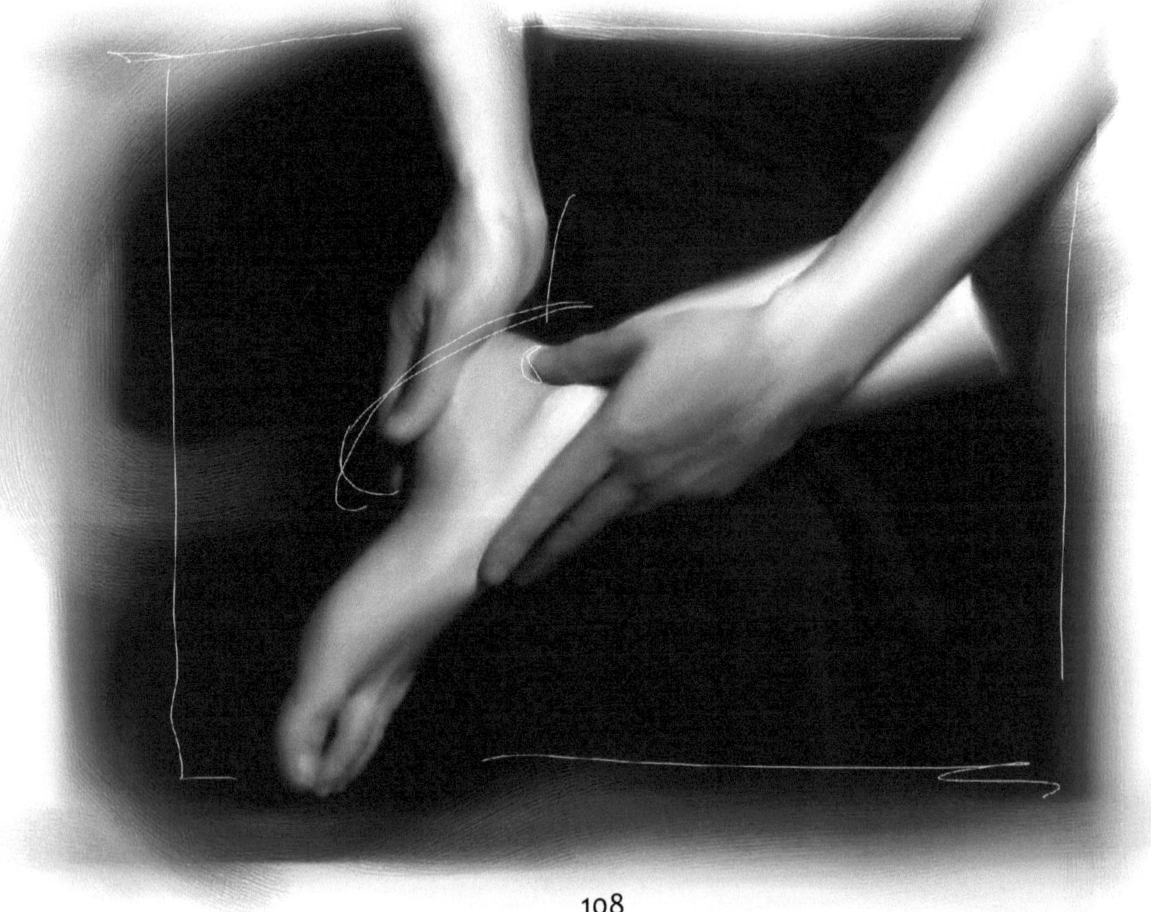

19

Lass dir (oder dem Massierten) noch ein wenig Zeit, wieder im Hier und Jetzt anzukommen. Die Füße auf den Boden stellen, Zehen bewegen, fühlend hinein-horchen und ein paar Schritte gehen verdeutlichen den Unterschied zwischen dem behandelten und un-behandelten Fuß.

Starte das zweite Musikstück, schließlich möchten beide Füße verwöhnt werden. Auch der restliche Körper wird sich zwecks Balance die Behandlung der anderen Seite wünschen.

Da capo!

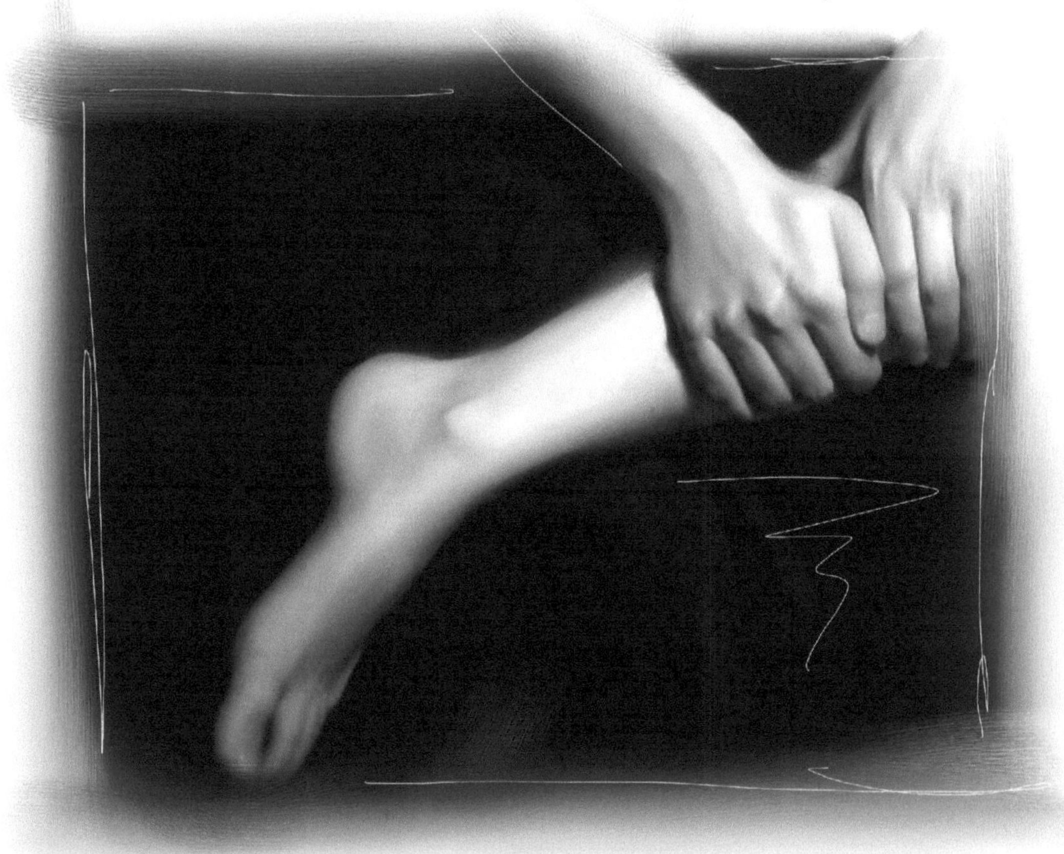

Geh ein paar Schritte, hüpfe ein paar Mal auf der Stelle, spüre genau in deine Füße hinein und **beobachte die Veränderungen**. Bitte um „Feetback". Findest du Unterschiede zu vorher?

- Fühlen sich deine Füße leichter, beweglicher, weicher an?

- Sind sie wärmer?

- Läuft sich's anders oder sogar leichter? Hüpft sich's geschmeidiger? Landest du weicher? Scheppert's weniger im Gesamtgestell bis in den Kopf hinauf?

- Vielleicht schwingen sogar deine Arme beim Gehen zufrieden mit? Wie fühlen sich deine Schultern an?

- Sind deine Beine lockerer? Die Knie auch? Knarzt die Hüfte weniger?

- Hat sich deine Atmung verändert? Vertieft? Fühlst du dich insgesamt entspannter?

Vielleicht breitet sich während der ersten Durchläufe die Entspannung noch nicht global aus, vor allem, wenn du dich mit deinen Füßen erst wieder anfreundest. Das ist normal. Es könnte sein, dass du vor lauter Konzentration noch deine Schultern, den Rücken oder die Hände verkrampfst. Das legt sich mit ein wenig Routine, keine Sorge. Lass das nächste Mal vorher bewusst die Schultern fallen und versuche, deine Mimik Richtung „zärtlich" zu steuern. Lächle deine Füße an!

Selbstverständlich darfst (und sollst) du **die Griffe im Alltag einzeln anwenden, sie dir zur Gewohnheit machen**: beim Zehen Abtrocknen, Socken An- oder Schuhe Ausziehen. Du wirst viele Gelegenheiten finden. Lieber öfter kurz die Füße bewusst in die Hand nehmen statt selten lang und ausführlich. Beide Vorgehensweisen zu kombinieren wäre natürlich optimal!

Auch deine **Socken und Schuhe**, die nun wieder an die Füße dürfen, verdienen einen Blick. Sie liefern dir wertvolle Hinweise, wo die Pfoten stärker belastet sind – ganz einfach dort, wo die Fußgewänder am stärksten abgenutzt sind. Sind deine Schuhe nicht mehr zu retten, erlaube ihnen den Gang über den Jordan. Bepflanze sie lieber mit Primeln oder wirf sie beherzt in die Tonne. Anmerkung für die Herren der Schöpfung: Die logische Folge nach der Entsorgung – du brauchst jetzt ein neues Paar! NICHT im Internet bestellen! Nicht mitbringen lassen! Geh in einen Laden und probiere persönlich an, mehrere Modelle! Das tut nicht weh, echt wahr. Oder hast du schon mal von Leichenfunden in Schuhgeschäften gehört? (siehe S. 71, Kapitel Schuhe)

Allein von der Massage zu lesen hilft leider nicht viel: Nur mit dem Tun kommt die verbessernde Wirkung! Viele Fußproblematiker sind es gewöhnt, ausschließlich laute Schmerzrufe von dort unten wahrzunehmen. Was die Freundschaft nicht gerade fördert, da lästig, störend, sch... Diese quälende Fußwahrnehmungsstraße hast du wahrscheinlich in letzter Zeit so häufig benutzt, dass sie sich zu einem breiten „Boulevard der Qual" verbreitert hat. Die anderen Wege, auf denen wohlige Signale wandern, sind verkümmert. Zum Einen mangels Nutzung, zum Anderen, weil sich die Hauptsstraße schlicht „zu dick gemacht hat". Und genau diese kleinen, engen, versteckten **Wohlfühlpfade wollen wir jetzt verbreitern und sorgfältig pflegen**, zurückholen in die interne Landkarte. Neue Wegweiser Richtung „So ist' gut" aufstellen. Das geschieht einfach dadurch, dass wir die Wege wieder benutzen, die Füße bewusst als zufrieden wahrnehmen: während der Massage und beim Einbau der einzelnen Griffe in Alltagshandlungen. So verliert der fiese „Schmerzboulevard" mit der Zeit an Priorität und schrumpft auf seine ursprüngliche Größe.

ÜBUNG, UM DIE ACHILLESSEHNE ZU BERUHIGEN

Gegen Schmerzen in diesem Bereich (Achillodynie) hat sich diese simple Übung bewährt: **Unter Zug** werden die Wadenmuskeln sanft-effektiv trainiert (exzentrisches Krafttraining) und gleichzeitig wird die Achillessehne samt hinterem Wadenbereich vorsichtig gedehnt. Die Übung funktioniert am besten barfuß, leicht beschuht ist auch erlaubt. Socken sind zu rutschig.

- Stelle dich beidfüßig mit Zehen und Ballenbereich an den **Rand einer Treppenstufe** – Richtung Stiege hinauf. Die Fersen schweben über der darunter liegenden Stufe. Fühlst du dich wackelig, darfst du dich **einhalten** – so wenig wie nötig, am Türrahmen, Geländer, Partner... Bist du trotz Halt unsicher, beübe vorerst nur eine Seite. Das ist keine Schande! Leg übertriebenen Ehrgeiz in die Schublade. Sicherheit geht vor! (Als seiltanzender Balanceprofi lässt du die Unterstützung natürlich weg.)

- Hebe dich auf die **Zehenspitzen für 2 Sekunden** („Mississippi-Mississippi").

- Dann **senke deine Fersen unter** die Horizontale der Stufe und bleibe auch dort für **2 Sekunden.**

- **Wiederhole** das Auf und Ab 10-15 Mal, bei Bedarf auch öfters am Tag.

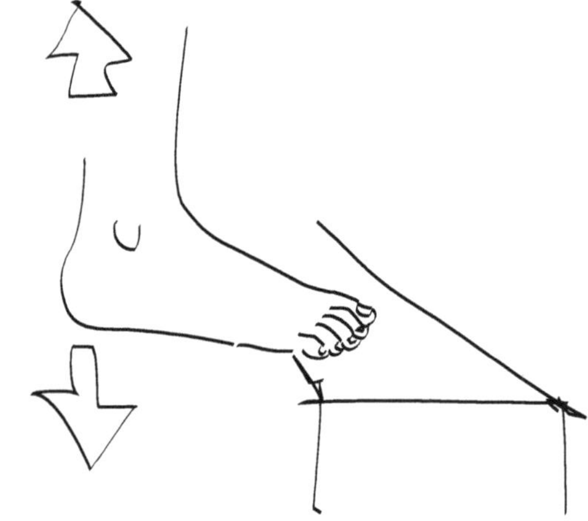

DIE FÜSSE DEHNEN

Mute deinen Füßen nur soviel Dehnung zu, wie sie vertragen. Es darf schon ein bissel ziehen. Bleibe im „Wohlweh". Im Schmerzbereich ist „Betreten verboten".

Gewöhne dir an, wieder öfter mal **auf den Boden zu kommen,** dort zu sitzen oder zu hocken. Vielleicht sogar zu krabbeln. Kannst dir ja ein Kind ausleihen zum lustigen Nieder-Spiel. Das mögen nicht nur deine Füße, sondern auch die oberen Bereiche. So bleibst du auch als Sportmuffel (wie ich einer bin) beweglich und gelenkig. Finde mindestens fünf Möglichkeiten, runter und wieder in die Senkrechte zu kommen. Schau, wie es noch leichter gehen könnte.

Im **Kniesitz** (hinknien und auf die Fersen setzen) dehnst du vor allem die **Fußrücken.** Sie liegen samt Vorderseiten der Unterschenkel flach auf dem Boden. Die Fersen fallen locker auseinander und bilden eine bequeme Sitzschale. Die Knie zeigen leicht nach außen, die Zehen dürfen sich berühren oder leicht übereinander liegen. Du kannst dich auch zwischen deine Füße auf den Boden setzen.

Oder – falls deine Knie nicht so recht mögen – ein mehr oder weniger dickes Kissen zwischen Hinterteil und Fersen platzieren.

Schlafen dir dabei die Beine ein, kann es sein, dass deine Hose einfach zu eng für solche Aktionen ist oder dass eine Stofffalte in der Kniekehle die Versorgung abdrückt.

Um die **untere Seite** der Füße zu dehnen, eignet sich die **Hocke auf Zehenspitzen.** Ganz Gelenkige dürfen ihre Knie zum Boden absenken. Bist du unsicher, halte dich fest. Ich setze diese Haltung zum Beispiel gerne vor meiner Waschmaschine ein. Hoch kommst du am leichtesten „Hintern voran".

FUß-SPIELZEUG

Um deinen Füßen artgerechte, pädagogisch **wertvolle Lernimpulse** zu kredenzen, musst du nicht unbedingt sofort zum Spaten greifen und einen **Barfußpfad** im Garten anlegen. (Du darfst, musst aber nicht.) In vielen Kindergärten und Grundschulen haben ambitionierte Menschen solche angelegt. Vielleicht darfst du als Gast mal drüber gehen? Macht Spaß zusammen mit den Kurzen. Oder suche im Internet nach Barfuß-pfad oder -park plus Wohnort oder PLZ.

Der Stadtpark oder die **grüne Landschaft** um die Ecke bieten in den Monaten ohne „r" ebenso direktes, füßisches Naturerleben. Voraussetzung ist allerdings eine gewisse Odeltoleranz und verstärkte Aufmerksamkeit für Verletzungsgefahren wie Glasscherben, Brennnesseln und tote Bienen. Oder Hundehaufen. Benutze bei Bedarf Zeckenschutzmittel und kontrolliere anschließend auf Befall vor allem zwischen den Zehen. Weißt du noch, wie schön sandeln mit den Füßen ist? Wann bist du das letzte Mal mit Anlauf in eine Patschlach' gesprungen? (Echt? So lange her? Na, dann wird's aber Zeit! Besorg dir Kirschen. Kirschkernspucken gehört zwingend zum Pfützenhüpfen.)

Kannst du keine Freiluft-Muße aufbringen oder ist es einfach zu kalt, biete deinen Füßen **Spielzeug** an: **Alles, was rollt und kugelt, lässt sie jauchzen.**

Benutze **Bälle** aller Art: Ob Murmeln, den harten Golfball, das gute alte Igelmodell, auch abgemildert als Weichversion, oder Tennisbälle, ist egal. Läden für Haustierbedarf sind eine feine Fundgrube und meist billiger als Sportgeschäfte. Steig einfach drauf und massiere rollend die Fußsohle aus, so kräftig oder zärtlich wie's beliebt.

Ein abgesägter Besenstiel oder dicker Bambusstock eignet sich auch gut. Wickle Gummibänder um die Enden, so rutscht er nicht fort beim Drüberrollen.

Um die Gewölbe längs und quer sanft zu dehnen, kannst du einen **halbierten Tennisball** benutzen oder dir einen **Ballito selber basteln** – haargenau abgestimmt auf die Größe und Vorlieben deiner Füße: Fülle ein Damen-Nylonsöckchen mit einer guten Handvoll getrockneter Erbsen (bzw. Reis, Hirse, Dinkelkörner, Kichererbsen oder etwas Ähnlichem aus deinem Küchenschrank). Verdrehe das unbefüllte Ende und stülpe den Überstand nochmal drüber. Wiederhole, bis nur noch ein kleiner Rand übrig ist. Den verknote oder nähe ihn fest. (Die Video-Bastelanleitung findest du auf meinem Blog.) Lass deine Füße ganz weich darüber schmelzen wie Pizzakäse.

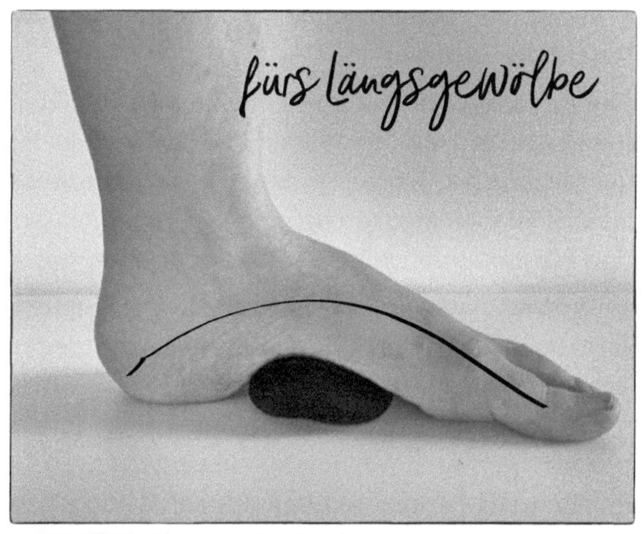

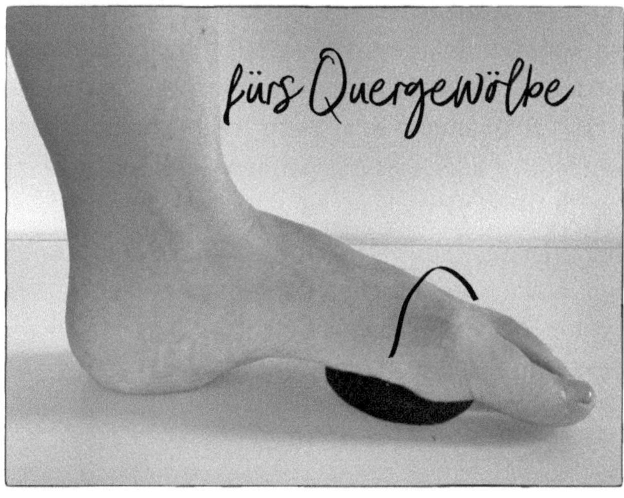

Tretel-Kissen aller Art bringen deine Pfoten zum Schnurren: Ein Kirschkernsäcklein schenkt ebenso wohlig-warme Impulse wie eine mit grobem Salz befüllte, angewärmte Tennissocke oder die gute, altmodische Bettflasche. Oder einen stahlwollenen, besockten Topfkratz-Schwamm, deine Kleiderbürste, ein Rubbelbrett ...? Schau dich in deiner Wohnung um. Da liegen mehr Spielsachen, als du bisher vermutet hast.

Du könntest auch in einem **erbsen- oder sand-gefüllten Schaff** mit den Füßen nach Schätzen tauchen. Für großformatige Füße findest du im Baumarkt entsprechende Behältnisse, die normalerweise zum Zement Anmischen verwendet werden. (Obacht, kann sand- bzw. wasserbefüllt ziemlich schwer werden.)

Lieber **Kühlung** gefällig? Linderung bei Entzündungen? Fülle einen Luftballon mit ungefähr 200 Milliliter Wasser und parke ihn in der Gefriertruhe, bis du ihn brauchst. Schmelzend passt er sich dann genau deiner Fußform an. Ein mehlbefülltes Tütchen, eingefroren, kühlt sanfter. Hülle die Kühlgeräte vor Gebrauch in eine Socke oder einen Waschlappen.

Eine wahre Wohltat nach ein paar anstrengenden Stunden auf den Beinen oder in hohen Schuhen sind **Zehenspreizer**. Sie greifen wie Finger in die Zehenzwischenräume und bestehen meistens aus Silicon. Ein bissel wärmer kommt die Frostbeulen-Variante daher: Zehenspreizer-Socken, sprachlich gerne mit Wellness kombiniert, mit gestrickten Wülsten für die Zehenzwischenräume. Alternativ darfst du auch halbe oder ganze Korken benutzen, je nachdem, wie weit deine Zehen auseinanderweichen können. Gekürzte Papilotten (fingerdicke Moosgummistäbe zum Locken Wickeln) funktionieren auch, sie sind weicher. Oder du schaust dich im Baumarkt um... Beim Tragen der Spreizer kann sich das Quergewölbe erholen und entspannen. Feine Sache bei Hallux valgus (Ballenzehe) und/oder schwachem Quergewölbe.

Als **Fußspielpurist** darfst du natürlich auch ein Fuß-Battle veranstalten. Wähle einen möglichst kindischen Kampfpartner mit hohem Humorpotential. Oder zärtlich mit deinem Liebsten/deiner Liebsten fußeln, wenn dir der Sinn nicht nach Kampf steht.

Wohlergehen

Wir sind soweit: Jetzt bringen wir Wohlstand und Wohlfühlen in Bewegung. Wir gehen weiter Schritt für Schritt. Wohlergehen ist eine dynamische, vitale Sache. Nur Rumstehen – und sei es noch so wohlig – bringt uns auf Dauer nicht voran, weder beim Tanzen, beim Erklimmen eines Berggipfels, beim Arbeiten und vor allem nicht fort von den Schmerzen in den Pfoten. Bleibender Stillstand im Leben ist fatal.

Lass dich nicht von Stolpersteinen auf dem Weg schrecken: Spürst du deine Füße gut im Zusammenspiel mit deinem restlichen Gestell, wirst du Störendes locker-lässig **umgehen** – also damit umgehen.

Und das ist gut so: Das Leben ist kein Ponyhof und wird sich immer mal wieder nicht ganz so glatt und sauber zeigen, wie wir es gerne hätten. Umso besser, wenn du dann nicht mehr zwangsläufig einknickst oder verkrampfst, sondern **geschmeidig weitergehen kannst.**

Ich weiß, dass es manchmal sehr schwer ist, sich daran zu gewöhnen, dass auch mal was leicht gehen kann. Je öfter du der Wohlergehens-Leichtigkeit Türen öffnest und sie nutzt, umso lieber wird sie sich dauerhaft füßisch niederlassen. Und sie wird sich nicht mit dem Platz in den Gefilden weit unten begnügen...

Auf geht's!

FORTSCHREITENDER FORTSCHRITT?

Hast du schon mal biomechanische Beschreibungen des zweibeinigen Gehvorgangs gelesen? Wenn ich zu Recherchezwecken solche Gebrauchsanleitungen durcharbeite, frage ich mich regelmäßig, wieso wir nicht alle paar Minuten hinfallen. (Und zünde den schwedischen Möbelhausgrafikern ein Teelichtlein an.) Welcher Mensch kann sich so viele hochkomplizierte Handlungsschritte merken geschweige denn bewusst steuern?

Ein Kleinkind ohne Abitur und Ausbildung zum Physiotherapeuten schafft's ja auch spielend. Ich kenne kein Baby, das eine Excercises To Do-Liste am Gitterbettchen hängen hat. Die Motivation für die Entwicklung in die Senkrechte und Gehen ist schlicht Interesse an den vielen coolen Dingen, welche die blöden Erwachsenen außerhalb der Reichweite platziert haben: die Eroberung der Welt! Dahin wendet sich unser Stöpsel! Ist das Dingsi des Begehrs oben, zieht es sich halt an der Sofakante oder ähnlichem Gerät hoch, sobald es stark und geschickt genug ist. Kontrollblick. Hm, zu weit drüben, muss doch gehen. Das Babyherz (im wörtlichen Sinne) wendet sich dem Ziel zu, und die Beinchen kommen hinterher. Zunächst irgendwie – mit der Zeit lernt unser Minimensch auch freihändiges Zweibeingehen, die Geschwindigkeit zu kontrollieren und – ganz wichtig – rechtzeitig zu bremsen.

Bis wir dann erwachsen sind, haben wir gelernt, unseren Begehrlichkeiten einen angemessenen Zeitpunkt zuzuweisen oder gar ganz von ihnen zu lassen. Wir haben eine gewisse Frustrationstoleranz entwickelt, was ja durchaus lebenspraktisch sein kann. Aber wir haben vielleicht unterwegs die Zuwendung an eine Sache mit ganzem Herzen verlernt: sich wirklich auch körperlich, den Augen folgend, mit der Herzgegend hinwenden. Spielend, interessiert, freudig.

Stattdessen sind wir wahre Meister darin geworden, unserem Pflicht-
gefühl oder innerem Schweinehund zu folgen. Dann bewegen wir uns
vielleicht in eine Richtung, in die wir eigentlich gar nicht wollen. Das
Geläuf bekommt vom Großhirn den Befehl : „Dorthin! Zack zack! Stell
dich nicht so an!" Der Rest des Gestells muss dann irgendwie hinten-
drein. Das fühlt sich gar nicht gut an, und so schaut's auch oft aus,
obwohl der Körperbenutzer wahrscheinlich versucht, die „Herzlosig-
keit" seines Tuns zu tarnen. Stell dich beispielsweise am Montag Morgen vor eine Schule und beobachte. Auffallen wird dir der „Kein-Bock-
Schlurf": zurückgelehnte, berucksackte Oberkörper folgen hängend-
widerwillig Riesenturnschuhen in die Bildungsanstalt. (Leider betrifft
das auch Schüler! Gag geklaut...)

Auch beim Tango argentino kann man das „Eigentlich nicht Wollen" oft
beobachten. In einem Paartanz, bei dem die Zuwendung der Herzen,
die Umarmung als Geschäftsgrundlage gilt, schreien manche Körper
laut „Nein! So nah auf keinen Fall! Ich will nicht!" Mit unbeschwertem
Schweben, der Balance und Freude klappt's dann nicht, trotz der teuer
bezahlten Unterrichtsstunden.

Fazit: Folge deinem Herzen!

Folge deiner Motivation! Oder finde eine, der es sich zu folgen lohnt.
Das Zauberwort ist **Zuwendung mit Leib und Seele**.

TANGO IST NUR GEHEN!?

Bei diesem von Tangolehrern inflationär benutztem Satz weiß ich nicht, ob ich lachen oder weinen soll: Wahr ist, dass Tanzen auf Gehen **basiert**. Aber Gehen ist Gehen und Tanzen ganzkörperliche, kreative Umsetzung musikalischer Impulse, bei denen zwangsläufig mal der eine, mal der andere Fuß auf den Boden kommt, in Form von Schritten. (Zumindest dann, wenn der Studiobesitzer die Schwerkraftrechnung bezahlt hat.) Mangelt es schon am Gehen, wird Tanzen zum Problem.

Fakt ist, dass tatsächlich in manchen Tango-Lektionen simples „Gehen" unterrichtet wird. Ein Produkt, das dem Normalverbraucher mit Problemen im Gestell besser helfen würde als Einlagen oder noch ein Besuch beim Orthopäden. Verkauft wird die Geschichte aber unter dem Label „Tango tanzen". Deswegen starten die Tangoschüler die neuen Bewegungs-Geh-Ideen-Versuche (so sie selbige verstanden haben) ausschließlich auf dem Parkett. Der Weg zur Umkleide, zum Klo oder Auto wird in alter Manier abgegangen. Schade! Der Fortschritt für den eigenen Tanz steht dann auf Standby. Und die wirklich lobenswerten, wertvollen Aspekte für gutes Gehen versacken im Nirwana.

Aber was genau sind denn diese von den Tangoleuten beschworenen **Wohlergehens-Basics** zusätzlich zum Grundgesetz „**Folge deinem Herzen**"? Lassen wir uns inspirieren und klauen Ideen aus diesem Tanz. Wie gesagt, um vom Wohlergehen zu profitieren, musst du nicht zwingend Tango tanzen.

(Zähneknirschende Anmerkung der Autorin: Einige Tangoistas ignorieren auch hartnäckig die Zusammenhänge, wenn sie so tun, als würden sie gehen, äh tanzen.)

HINTER- UND VORDERPFOTEN GEGENGLEICH BEWEGEN

Was wirklich immer basses Erstaunen und motorische Verzweiflung bei den (erwachsenen) Kursteilnehmern hervorruft, ist die leichte, gegengleiche Drehung des Schultergürtels bei jedem Schritt. Machst du einen **Schritt mit rechts voran**, wird sich deine **linke Schulter nach vorne** bewegen, die rechte nach hinten. Beginnst du mit links, geht die rechte Schulter vor und die linke automatisch nach hinten. Rückwärts funktioniert das natürlich auch.

Der Kreuzgang ist ein ganz natürliches Bewegungsmuster! Die schöpferischen Baumeister haben dafür einfach den **Vierfüßlergang für die Senkrechte** modifiziert. Bis auf wenige Ausnahmen bewegen sich Vierbeiner so: rechtes Hinterbein und (gegengleich) linkes Vorderbein Richtung Ziel. Eidechsen kriechen in diesem Modus. Der Mops promeniert derart mit seinem Herrchen. Wir Menschen haben das im Krabbelzeitalter eingeübt und in Tempo und Gewandtheit heftig optimiert.

Wir haben es sogar **spielend** geschafft, das Muster in die Vertikale zu transferieren. Immer besser, geschwinder, geschickter. Wir haben so viel Arbeit und Entwicklungsenergie investiert. Und dann sind wir älter geworden, vielleicht sogar erwachsen, und haben uns immer weniger bewegt. Heute laufen wir vielleicht noch zum Auto und nach der Fahrt ins Büro. Die paar Stunden Sport in der Woche reißen es auch nicht raus, vergleicht man sie mit der Anzahl der bewegungsarmen Stunden. Was ist aus unserer Bewegungslust geworden? Vergessen?

Dabei vermittelt gerade das Gegengleich-Modell **spürbar beschwingten Genuss**. Einfach so. Geschenkt! Auch auf dem Weg zum Auto. Probier's aus! Lass deine Arme beim Gehen einfach mitschwingen, der Rest des Gestells macht liebend gern mit, bis in die Füße hinein. Das wirkt jung, elegant, lässig. Und fühlt sich prima an. Wellness to go!

BAHN FREI: LASS ES DURCHLAUFEN!

Probier's aus!

Geh ein paar Schritte ganz normal. So, wie du immer gehst, zum Beispiel zur Arbeit oder zum Supermarkt. Merk dir das Gefühl.

Dann stell dir vor, du schleichst als Indianer durch den Wald. Ganz heimlich, kein zerbrechendes Ästlein soll deine Mission stören. Setze jeden Schritt sorgfältig und ganz, ganz leise mit deinen mokassinbekleideten Füßen. In Zeitlupe. Schau genau auf dein Ziel! (Ob du ein Reh schießen oder ihm nur ein Haar für deinen Totembeutel auszupfen magst, bleibt dir überlassen.) Wie fühlt sich das an? Was machen deine Arme? Dein Knie?

Neue Verwandlung: Eine böse Fee verzaubert deinen Rumpf in ein Fass, so ein altmodisches aus Holz. Lauf ihr nach! Feen sollen schließlich Wünsche erfüllen, nicht ihre psychischen Kalamitäten an dir abarbeiten! Beim Rennen merkst du deutlich, wo das Fass sich eben nicht bewegt und dein Fortkommen äußerst beschwerlich macht. Du erinnerst dich an Humptey Dumptey und fluchst ein bissel vor dich hin. Trotzdem holst du sie ein und forderst unverzügliche Rückzauberung unter Androhung einer Anzeige bei der Zaubergewerbeaufsicht. Ein sternenstaubiges Pling später hast du sie wieder beisammen, jeweils am rechten Fleck: deine Taille, deine Hüften, dein Becken, deinen Schultergürtel. Vor Freude hü-hüpfst du dreimal im Kreis, die Arme schlenkernd. Und lachst!

Besser, so entfasselt, gell? Merkst du, wie sich die fröhlichen Sprünge von oben bis ganz unten verfolgen lassen?

Hier spielen wieder **Muskelketten** mit: Eine davon läuft spiralig vom Nacken bis zur Fußsohle. Sie setzt am Unterrand des Hinterkopfs an, kreuzt die Mittellinie im Genick, schlüpft unterm Schulterblatt durch, wickelt sich seitlich um die Rippen, um dann diagonal über den Bauch zur gegenüberliegenden Hüfte zu gelangen. Dein Bein steht in dieser Kette wie in einem Steigbügel. Am Rücken führt die Kette wieder nach oben. Die spiralige Bahn ist nicht die einzige! Auch an unserer Vorder- und Rückseite sowie an den Seiten tun andere Ketten ihre treuen Dienste und halten uns zuverlässig beisammen.

Beachten wir (unbewusst) diesen **ganzkörperlichen Zusammenhang** beim Gehen nicht, müssen wir zwangsläufig Teile ausbremsen und steif machen, zum Beispiel die Knie wie im Soldatenmuster. (Probier's aus, siehe Seite 61) Dann holpert's im Gestell wie auf einer Schotterpiste. Und die armen Füße sollen wieder mal alles kompensieren? Schwierig, wenn sie auf diese Weise recht unsensibel auf den Boden geknallt werden. Wer mag das schon?

An so einfachen Dingen wie einen Schritt weitergehen ist also nicht nur dein Geläuf beteiligt, sondern **der ganze Körper**! Lässt du es **„durchlaufen"**, wird simples Gehen zu diesem geschmeidigen, katzenhaft-eleganten Schleichen, egal, ob beim normalen Alltagsgehen, Tango-tanzen oder Indianerspielen.

Warum Ängste die Balance umschubsen: eine Fallbeschreibung
Februar 1997: Sepp hat das Tanzen aufgegeben

Der „AWO-Tanztreff für Senioren" ist über den Aufzug leicht zu erreichen. Mein kleiner Sohn wirft sich beherzt in die Lichtschranke, um die Aufzugtüren am Schließen zu hindern, während meine Oma – hochgeschätzte DJane der Veranstaltung – stockbewehrt hinten drein wackelt. Im dritten Stock überholen wir einen Gehwagen mit einem sehr alten, klitzekleinen Herrn samt Zigarrenwolke im Schlepptau. Er nickt uns freundlich zu, Oma winkt über die Schulter. „Bis gleich, Sepp!"

Das „Gleich" zieht sich noch ein wenig, Oma sortiert derweil ihre Schallplatten in Reih' und Glied und Emmentalerscheiben auf Semmelhälften. Letzten Winter sei er hingefallen, der Sepp, und seitdem hätt' er Angst. Beim Laufen. Und daheim auch. Und überhaupts. Drum ziehe er nächsten Montag um ins Altersheim. Tanzen wolle er nimmer – schad' – so ein guter Tänzer… der Depp.

Sie schüttelt verärgert den Kopf, gießt mir eine Tasse Kaffee ein, versorgt ihren Urenkel mit einem extragroßen Kuchenstück, bevor sie sich an den Stammtisch mit den Tanzveteranen setzt, die noch eine Zahl unter zwanzig im 19-hunderter Geburtsjahr haben. Na ja, eher Veteran-INNEN. „Und du lernst fei auch g'scheit tanzen, gell! Das mögen die Mädle." Urenkel nickt mit großen Augen und vollem Mund.

Keine drei Minuten später drückt sie mir ihren Stock in die Hand und entschwindet auf's Parkett. Sie hält nicht nur sich in veritabler Balance – auch ihren Tanzpartner. Die beiden stauben über die Fläche, überholen die „jungen Hupfer" (im dortigen Sprachgebrauch: die unter 65-Jährigen), kompensieren seine O-Beine und ihre a bissele lahme Hüfte. Und ich staune, zu welch lebensfreudeversprühenden Aktionen Füße dieses Jahrgangs samt zugehöriger Gestelle in der Lage sein können.

Inzwischen hat auch Sepp die Ziellinie überschritten. Sorgfältig parkt er den Rollator unter dem Garderobenständer, trippelt die paar Schritte zum Tisch und nimmt ächzend neben mir Platz. „Wissen's, Frollein", – kleiner Diener im Sitzen – „wenn mir der Doktor nicht gesagt hätt', ich soll aufpassen, dass ich nimmer hinfall', tät ich Sie zu einem Tänzle bitten. Und jetzt pass ich so auf! Hingefallen bin ich aber seitdem noch öfter als vorher."

Februar 2017: Trippeltango

Wieder ein „Tanztreff", diesmal meine Baustelle: Tango, die Gäste „junge Hupfer", also unwesentlich jünger. Man trippelt brav in der Ronda, sprich im Kreis. Schneller, beschwingter geht ja nicht, dazu sind die Schritte zu kurz, wachsen wahrscheinlich auch nicht mehr, sind weit über die Pubertät hinaus. Die Musik stammt aus einer Zeit, als die Veteranen (siehe oben) trotz Krieg und anderer Unannehmlichkeiten ihre Jugend feierten. Minischrittchen, voneinander weg geneigte Oberkörper trotz enger Haltung, angespannte Gesichter. So tanzt das Gros der Anwesenden. Wo sind denn die Sahnehäubchen? Wo ist der Genuss geblieben? Die Freude? Locker-lässiger Schabernack? Einfach, weil Tanzen Spaß macht? Mag's der Tango nicht sinnlich? Hm...

Die Tänzerin links von mir findet es blöd, dass man beim Tango immer so hohe Schuhe tragen müsse. Da hat sie immer Angst, umzufallen. Aber die sind halt so schön! Betreten schlinge ich meine schläppchenbekleideten Füße (und meine Tanzlust) um die Stuhlbeine.

Die Tanguera zu meiner Rechten erzählt ihrer Freundin von der Runde mit dem Milonguero viejo, der so toholl (mit Dehnungs-H) tanzt. Sie sieht ihm so(!) gern(!) zu, aber als er sie aufgefordert hat, ist sie fast gestorben vor Angst! Und hat nur noch einen „rechten Sch…" zusammengetanzt.

Wie gut ich dieses Gefühl von früher kenne! Typische Tangokrise. Anstatt mich in die Arme dieses Traumtangueros zu schmiegen wie eine fette Schnurrkatze, führten meine Füße (im schwäbischen Sinne) ein widerborstig-steifes Eigenleben. Darüber habe ich mich lange Zeit geärgert bis aufs Blut. Was natürlich alles noch verschlimmert hat. Balance dahin. Angst vor Umfallen. Lässigkeit, Genuss? Adieu!

Angst triggert Verspannung – Verspannung triggert Angst

Über zehn Jahre habe ich gebraucht, um den Zusammenhang zu begreifen zwischen Angst, steifen Beinen, Umfallangst bis zum Sturz. Mit nachlassender Qualität des Erhaltungszustands schafft es ein bejahrtes Gestell in der Regel gar nicht mehr, die steifen Beine auszugleichen. Und stürzt.

Dabei ist es ganz logisch: Stell dir vor, es kommt irgendwas Fürchterliches auf dich zu: ein Säbelzahntiger, die Dogge deines Nachbarn oder deine Schwiegermutter. Die natürliche, einzig sinnvolle Reaktion ist Zurückweichen (Totstellen oder Kämpfen fällt aus. Bringt hier nix). Diese Abfolge ist tief eingebaut in entwicklungsgeschichtlich ganz alten Gehirnbereichen (z.B. Hirnstamm, Amygdala) und läuft automatisch ab, was bei echter Gefahr ja ganz praktisch ist. Diesen archaischen Hirnteilen ist es erstmal wurscht, ob die Furcht gerechtfertigt ist.

Also rückwärts! Rumpf fort von der Gefahr!

Funktioniert auch bei Glatteis und der Angst, auszurutschen. Oder der Furcht, vor dem Supertänzer respektive sonstigen Helden heillos peinlich abzuschmieren.

Auch wenn dein Verstand jetzt meint, „alles nicht so schlimm" und dich auf die „Gefahr" zubewegen möchte, muss dein Gestell trotz allem gegen die schon aufgebaute Spannung in Gegenrichtung anarbeiten. Das kostet viel Energie. Dazu sind eh schon angespannte Muskeln schwieriger zu koordinieren. Dann werden deine Schritte tippelig, die Spannung in deiner Rückenlinie steigt, die Knöchel frieren ein. Verkrampfte Füße tun sich sehr schwer, die Informationen an die Gleichgewichtszentrale weiterzuleiten. Deine sichere Balance verabschiedet sich. Die Folge: Umfallangst!

Und damit ist der Teufelskreis angetriggert: Angst – Verkrampfen – Angst – Verkrampfen – Angst …

Alternativ kannst du auch beim Verkrampfen einsteigen: Geh ein paar Schritte ganz normal, dann versteinere deine Füße und beobachte die Folgen in Körpergefühl und Gemüt.

An diesem Punkt der Geschichte gibt es zwei Möglichkeiten:

1. Du bleibst solange im Angstkarussell, bis du wirklich hinfällst.

Die Spirale führt dich zwar wenig genussvoll, aber zuverlässig zum Schleudersitzausstieg: Hinfallen, dann „musst" du nicht mehr Tango tanzen (bzw. spazierengehen oder ähnliche Schikanen). Keine Sorge, das kannst du über Jahre oder Jahrzehnte strecken. Deine Ängste definiert dir dein Großhirn gerne so um, dass du dich nicht mit ihnen beschäftigen musst, oder es findet Gründe im Außen. Damit lässt sich die Zeit noch verlängern. Wenn Genuss für dich nicht die oberste Priorität bei der Bewegungsmotivation einnimmt, könnte das ein Weg sein. Schließlich nehme ich mir nicht das Recht heraus, deine Gründe zu werten! Oder das, was diverse Pressesprecher verkünden.

(Zähnefletschende Anmerkung der Autorin: Bliebe nur noch die Frage offen, ob die Angst den Tango auf seine momentane Getrippel-Größe eingeschrumpft hat oder ob seine bewegungs- und leidenschaftsarme, gegenwärtige Erscheinungsform eher ängstlichen Zeitgenossen ein passendes Revier bietet?)

Die „Veteranen" wählen als Notausgang gerne den Oberschenkelhalsbruch mit Umzug ins Pflegeheim. Nette Zugaben: Lungenentzündung, dann bald tot.

2. Du kommst mit deinen Ängsten zurecht.

Jeder hat Angst. Alle. Ich auch. Das ist normal.

Angst kommt und – gute Nachricht! – geht.

Dann hast du halt mal Angst. Na und?

Dann läufst (oder tanzt) du halt mal verkrampft. Na und?

Spür die Angst, geh (oder tanz) einfach weiter. Weiteratmen.

Dann schnallt deine archaische Zentrale schon, dass keine Lebensgefahr besteht.

Die Angst geht durch dich durch.

Und dann wieder raus.

Raus aus den Füßen: Die Balance ist wieder da!

Und raus aus Leib und Seele.

Dann ist's auch schon wieder gut.

Außerdem hast du ja noch weitere Gleichgewichtshelferlein, wie wir gleich sehen werden.

GLEICHGEWICHTSHELFERLEIN: KLEINE STELLMUSKELN IM NACKEN

Im Nacken wohnen archaische Muskelzwerge zwischen Schädelrand und den obersten Wirbeln – sogenannte **Stellmuskeln** – Ahnen aus den Urzeiten, als unser Hinterteil noch ein Schwanz zierte. Übrig geblieben ist davon unser Steißbein. Die Stellmuskeln im Genick vermitteln zwar keine großformatigen Bewegungen, nur ein kleines Nicken oder seitliches Drehen deines Kopfs, helfen aber tatkräftig mit der Weitermeldung ihres Spannungszustands, die **restliche Wirbelsäule in ihrer ganzen Länge fein einzustellen**. Das ist immens wichtig für das Gleichgewicht in aufrechter Haltung.

Blickst du als Indianer deinem Reh hinterher, wenn es sich seitlich ins Gebüsch verdrücken möchte, wird sich auch deine Wirbelsäule bis hinunter zum Steißbein darauf einstellen, so dass du problemlos aus dem Stand losspurten kannst. Auf diese Weise helfen dir diese Muskelzwerge, deinen ganzen Körper optimal auf die kommende Aktion einzustellen und dabei die Balance zu halten. Das **entlastet ihre Kollegen am anderen Ende – deine Füße.**

Vielleicht hast du schon mal bemerkt, dass dir schwindlig ist, du irgendwie nicht so gut auf den Füßen bist, wenn dein Nacken und Schulterbereich arg verspannt ist? Das kann an nackeninterner Mitverkrampfung dieser kleinen Muskeln liegen. Es könnte auch sein, dass dir erst dann schwindlig wird, wenn sich die Verspannung löst und die Stellmuskeln sich erst wieder an ein lockeres Umfeld gewöhnen.

Um die kleinen Gesellen wieder zufrieden zu stimmen, **massiere sanft** den ungefähr daumenbreiten Streifen an der Unterkante des hinteren Schädelrands. Stell dir vor, wie deine Fingerspitzen wohlig in das Gewebe hineinschmelzen und die Verspannung auflösen.

SEI KLAR: GEWICHT EINDEUTIG VERLAGERN

Die Messstationen in den unteren Extremitäten melden dem Bewegungszentrum, welches Bein im Moment wieviel Gewicht trägt: Zum Beispiel: „Rechtes Bein übernimmt 80 Prozent, dem linken bleiben 20". In diesem Fall wird die Steuerzentrale den linken Spieler NICHT für anderweitigen Schnickschnack freigeben wie Bein lüpfen für den nächsten Schritt. Das Spielbein trägt ja immerhin 20 Prozent deines Körpergewichts. Diese Mission verlangt Muskelanspannung.

Um einen weichen nächsten Schritt mit dem linken Fuß zu beginnen, können wir diese Spannung aber nicht brauchen!

Nur, wenn du ein Bein ganz **klar als sicheres Standbein definierst** mit 100 Prozent Belastung, bekommst du dein zweites (0 Prozent) komplett entspannt. Es ist dann schlicht von der vordringlichen Aufgabe „den Gestellbesitzer sicher in der Vertikalen halten" in diesem Augenblick beurlaubt.

Erst jetzt hat es seinen Freischein für wolleweiche Schrittanbahnung. Nur so – für einen kurzen Moment ganz entspannt – mag das Bein, das den neuen Schritt beginnt, wieder gerne Gewicht übernehmen. Auch dein Fuß erreicht so den Boden völlig relaxed, kann vorfühlen und Infos weitergeben.

Beobachte dich im Alltag:

- Wie händelst du die Gewichtsverteilung zwischen Stand- und Spielbein? Beim Kartoffelschälen? Beim Zähneputzen? Beim Gehen, Sporteln, Tanzen, Garten umgraben...? Eher statisch oder ändert sich das? Wenn ja, wie?

- In welchen Situationen dürfen beide Beine zusammen stehen? Wie verteilst du das Gewicht? Fifty-fifty oder anders? Wenn ja, wie? Hast du ein Lieblingstandbein?

- Wann genau übergibst du beim Gehen das Gewicht von der einen zur anderen Seite? Das Experiment funktioniert am besten in Zeitlupe. Oder bitte den Indianer noch einmal auf die Bühne.

- Wann wird es zwingend nötig, ein Bein aus der Standverantwortung zu entlassen, um einen nächsten Schritt, sanft wie in federleicht-frische Wolken, zu setzen?

- In welchem Teil deines Körpers beginnt die Bewegung? In der Brust, mit dem Herzen? In der Hüfte? In den Knien? In den Füßen?

- Sind deine Knie durchgestreckt? Leicht gebeugt? Probiere beides aus. Teste auch, wie es sich anfühlt, noch tiefer, noch erdiger zu schleichen.

- Welcher Teil deiner Pfoten hat beim nächsten Schritt als Erster Bodenkontakt? Deine Ferse, deine Zehenballen? Ist das stimmungs- oder situationsabhängig? Probier's anders herum: Was passiert, wenn du zuerst den Ballen statt der Ferse aufsetzt und vice versa? Was passiert in Körper und Gemüt?

Übe die eindeutige Belastung im Alltag:

Gönne deinen Messstationen immer mal wieder bewusst eindeutige Werte. Stell dich öfter mit ganzem Herzen und Konzentration **auf EIN Bein**. Das freie darf spielen wie's beliebt. Denk dir was aus!

Zweck der Übung:

So trainierst du nebenbei unkompliziert deine Motorik und kannst die Entspannung im freien Bein wesentlich schneller abrufen.

Das Gefühl, umzufallen wird sich mit der Zeit (und Übung) in Wohlgefallen auflösen. Das mag der Tango (oder was auch immer)!

Merkspruch für Tangomenschen: „Das ist das Standbein der Dame – es darf nicht weggeschlagen werden!" [Peter Ripota] Gilt auch für Fußballer und große Brüder.

DIE WELT ANSCHUBSEN: BRING DEINE FÜßE HINTER DICH

Erinnerst du dich an die Ergebnisse des letzten Experiments? Welcher Teil deines Fußes erreicht den Boden zuerst? Setzt die Ferse schrittbeginnend auf oder der Ballen? Hast du dich gefragt, was denn nun „richtig" sei? „Gesünder"? Fersengang? Ballengang?

Auch hier liefern sich die versammelten Fußexperten heftige Grabenkämpfe: Verteufeln die eine Gehmethode und loben die andere in den Himmel. Aber auf diese ideologische Ausschließlichkeit folgt leider zwangsläufig – ob wir es wollen oder nicht – eine empfindliche Einschränkung unserer Bewegungsmöglichkeiten. Wie es immer passiert, wenn wir uns nur auf „richtig" oder „falsch" konzentrieren, versuchen, die Welt in Schwarz und Weiß einzuteilen. Es gibt doch so viele Abstufungen dazwischen: Gerade die **Vielfalt an bunten Variationen** halten unsere Füße, unser Gestell und nicht zuletzt unsere Seele **gesund!**

Beide Arten des Gehens haben ihre Nachteile UND Vorteile. Deinen Füßen ist diese Tatsache schon längst bekannt. In den motorischen Schubladen liegen BEIDE Versionen. Warum sollten wir uns eine davon – egal welche – mühsam abtrainieren, wenn sie doch in so mancher Situation prima nutzbar wäre?

DU bist dein bester Fußexperte! Es sind ja schließlich deine Füße. DU fühlst, ob eine Gehvariante jetzt gut für sie ist oder nicht. Deine Füße und dein Gestell sind schon Experten fürs Gehen! Das haben sie gelernt. Wir, die Gestellbesitzer, haben uns halt leider angewöhnt, ihnen nicht mehr gänzlich zu vertrauen. Aber das machen wir uns jetzt wieder zu eigen. Du musst deine Füße nur lassen – **die Überkontrolle reduzieren – es laufen lassen.**

Je zahlreicher die Wahlmöglichkeiten in deinem Bewegungsrepertoire sind, umso mehr kannst du deinen Füßen zum Verkosten anbieten. Sie probieren lassen, ob es so schmeckt oder ob noch eine kleine, verfeinernde Abwandlung gewünscht ist. Das vertieft dein sinnliches Körperbewusstsein, belebt dein Fußgefühl – die Voraussetzung für deine Stelle als hausinterner Fußexperte, der „Schmerzen lindern" und „Geh-Genuss installieren" ganz oben auf der Agenda stehen hat.

Chronische Fußprobleme, Fehlhaltungen mit resultierenden Schmerzen entstehen nicht von heute auf morgen. Daran hast du wahrscheinlich einige Jahre (oder sogar Jahrzehnte) gearbeitet. Aber dieses Kapitel ist – wenn du dich dafür entscheidest – endgültig rum um's Eck'!

Es war, wie es war, es ist, wie es ist, und es kommt, wie es kommt.

Mit der **Vergangenheit** zu hadern, verschwendet Lebensenergie und Liebesmüh. Schuldzuweisungen respektive Scham sind kontraproduktiv. Sie bremsen deinen Fortschritt und verbiegen dich ins Stoppmuster. In die **Zukunft** können wir Wünsche hineinlegen oder Ziele, die wir erreichen möchten. Wirklich **handeln** dagegen, etwas ändern können wir nur in der Gegenwart. Im **Jetzt!** Heute!

Bring's Schritt für Schritt hinter dich!

Ganz physisch-füßisch. Versuche, deine Vorstellung vom Gehen umzudrehen: Viele Menschen gehen mit den Füßen voran. Der leibliche Rest kommt dann irgendwie hinterher, so als würden sie erstmal nur ihr Geläuf halbherzig einer ungewissen Zukunft anvertrauen.

Bringst du stattdessen **deine Beine beim Gehen hinter dich**, ermöglichst du deinen Füßen artgerechtes Abrollen. Das mögen sie sehr: Training, Durchbewegung, Massage – einfach so!

Dann folgst du automatisch deinem Herzen. Die starken Ackergäule in deiner Körpermitte können so ihre Kräfte zum Abstoßen für den nächsten Schritt zur Verfügung stellen. Die eindeutige Gewichtsbelastung, lockere Kniegelenke und das gegengleiche Bewegungsspiel von Vorder- und Hinterpfoten gesellen sich gerne und ganz natürlich dazu.

Das Ergebnis ist dieser lässig entspannte Gang, der wohlig, jung und geschmeidig aussieht. Und sich so anfühlt.

Probier's aus:

Geh mit deinem Gefühlsfokus ganz in den hinteren Fuß. Lass ihn so lange wie möglich am Boden, während er den Vorschub unternimmt. Lausche genau: Fühle, wie die Gelenke nacheinander abrollen. Spüre die Kraft beim Abstoßen.

Stell dir vor, du könntest den Boden unter dir wie ein Laufband voranbringen, die Welt anschubsen.

Male dir in Gedanken (oder in echt) Augen auf die Kniescheibenmitte und die Kuppe des Zeigezehs. Betrachte dich im Spiegel. Schauen die Augenpaare in die gleiche Richtung? Schielt das untere oder obere Augenpaar nach außen? Nach innen? Justiere sanft, bis sich das Quartett direkt im Spiegel anschaut: „Schaut euch in die Augen, Kleine!"

Geh wieder ein paar Schritte. Versuche, deinen Weg mit allen vier füßischen Augen zu erfassen. Behalte deren gemeinsame Blickrichtung bei. Über welchen Zeh rollst du jetzt ab? Über den Zeigezeh? Drängt es den großen Zeh, die Führung zu übernehmen, kontrolliere nochmal im Spiegel den Blickwinkel deiner Untenaugen und reguliere den Silberblick. Teste wieder gehend. Mag nun der zweite Zeh führen? Wie fühlt sich das an?

Nimm nun ganz bewusst die Anschubs-Idee mit in die Bewegung. Fahren die Kulissen an dir vorbei? Gemütlich, gemächlich? Kannst du sie schneller antreiben? Oder verlangsamen? Teste verschiedene Geschwindigkeiten.

Wie fühlt sich die Geschichte rückwärts ausgeführt an? Könnte man das Bühnenbild auch zurückspulen? Oder drehen? Spiele genüsslich, lass dir was einfallen.

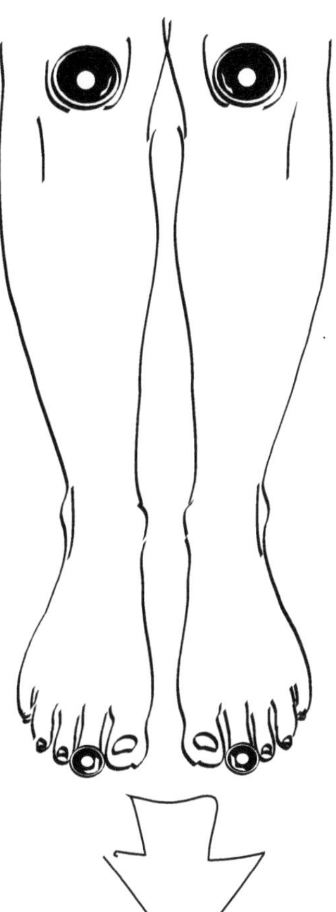

Warst du es lange Zeit gewohnt, die Füße ausgestellt statt parallel zu bedienen – eine typische Ballett-Altlast – könnte sich die Führung des zweiten Zehs anfühlen, als ob du über „den großen Onkel" schlurfst. Auch das Soldaten-Muster kann diese Wirkung zeigen. Schielen die Zehenaugen nach außen, belastest du dein Großzehengrundgelenk über die Maßen. Das wird es sich auf Dauer nicht gefallen lassen. Vor Urzeiten war die Aufgabe des Fußdaumens ja Greifen. Sind deine Pfoten sowieso schon dabei, sich einen Ballenzeh (Hallux valgus) zu basteln, wird diese natürlichere Gangart entlasten, Ruhe bringen und die Lage verbessern.

Sei geduldig mit deinem Gestell: Rolle immer wieder ganz bewusst über den zweiten Zeh ab. Deine motorischen Steuerleute werden mit der Zeit wahrnehmen, dass Gehen so viel leichter funktioniert und die neue Gewohnheit etablieren.

Lass deinen Zeigezeh führen! Er möchte gerne zeigen, wo es lang geht – wohin mit deiner Energie. Drum heißt er ja auch so.

Deine körpermittigen Kraftmeier können wohl geleitet ihre Bärenkräfte verlustfrei zur Verfügung stellen: Jetzt die Vergangenheit (nicht nur die des letzten Schritts) hinter dich bringen, in der Gegenwart zuverlässig Halt geben und stark Richtung Zukunft tragen.

Dann bewegst DU dein Königreich!
Achtsam, herzlich, mit lebendigem Elan!
Und mit viel Gefühl.
Lass es dir wohl ergehen!

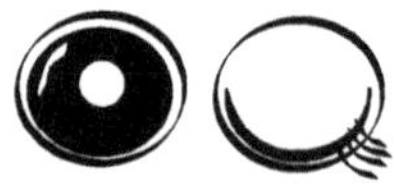

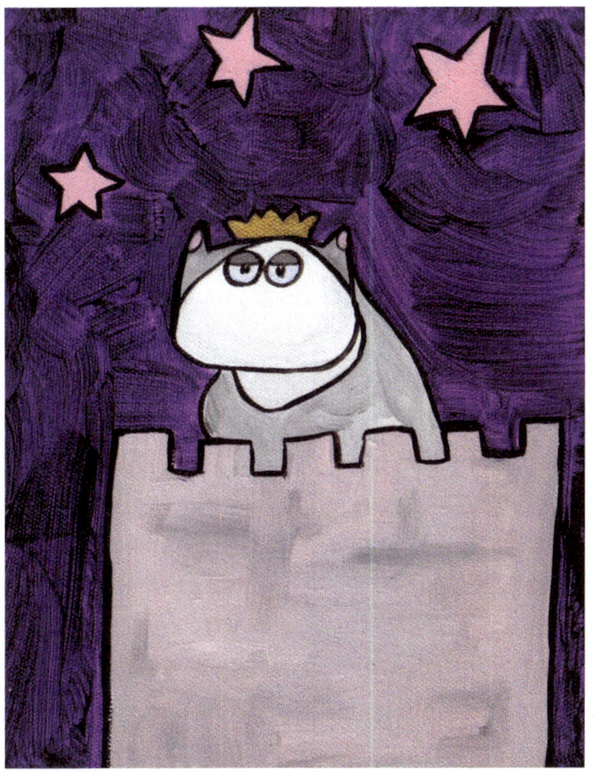

Ohne feine Sensorik keine feine Motorik! Und genau hier beginnt manchmal schon das Problem. Drum kümmern wir uns ganz zum Schluss explizit um's Spüren: Wie geht das – sich selber spüren? Wie können wir das sensomotorische Feedback, das wir ja sowieso dauernd bekommen, besser oder überhaupt wahrnehmen?

Stell dir vor...

du bist zu Gast auf einem alten Schloss. Der Besitzer ist mit sämtlichen Domestiken unterwegs. Er hat dich alleine zurückgelassen mit einem dicken Schlüsselbund und einer langen Liste Handlungsanweisungen, z.B. wann die Katze (siehe Bild oben) zu füttern sei.

Dich friert's wie einen Hund, dein kleiner Abendhunger bohrt Löcher in die Magengegend, eigenartige Geräusche flirren durch dunkle Gänge, und zu allem Überfluss fliegt die Sicherung raus. Dunkelheit umschließt Augen und Gemüt. Gott (oder Netzbetreiber) sei Dank: Dein Handy funktioniert!

Nach einigem Zögern rufst du doch den Schlossherrn an und schilderst ihm dein Leid. Er kennt das alte Gemäuer wie seine Westentasche und lotst dich schrittweise von einer Problemlösung zur nächsten:

- Wo du Holz zum Anschüren der Kamine und des Küchenofens findest: *„Taste dich an der Wand entlang, in die Richtung, wo es kälter wird und leicht bergab geht…"*
- Wie du dort Feuer entfachst (als Zentralheizungsgewöhnter scheint dir dieses Abenteuer fremd)
- Wo du in der kühlschrankfreien Zone die Eier findest: *„Jawoll, im finsterkühlen Keller – nicht in der Speisekammer, im Regal neben dem Sicherungskasten! Obacht, die dritte Stufe von oben ist niedriger als der Rest der Stiegen, und benutze die dritte Pfanne von rechts, die mit dem hölzernem Griff…"*
- wie du die Rohrleitungen entlüftest und welche Fensterritzen du mit Strickwürsten abdichtest (wegen der komischen Geräusche)
- und welches Futterbeutelchen die Katze heute wünschen wird (wegen der komischen Geräusche)

Mit dem Telefon am Ohr befolgst du eine Anweisung nach der anderen. Irgendwie schon zielführend, gewiss, aber ein zeitaufwändiger, anstrengender „Blindflug".

Ein Jahr später wohnst du immer noch im Schloss. (Warum, weiß ich auch nicht.) Du kennst inzwischen jeden Winkel, hüpfst sicher die schiefen Stiegen hinauf und hinab – sogar im Dunkeln! Die Schlosskatze, die sich täglich unter deinem Federbett verkriecht, entfernst du daraus inzwischen blind-routiniert. Anfeuern gelingt mit jedem Tag Übung noch besser. Du weißt inzwischen die Vorzüge einer handgeschmiedeten, nicht rostfreien Eisenpfanne zu schätzen. Manchmal singst du sogar mit dem Schlossgespenst ein Duett.

Du hast dir quasi das Schloss zu eigen gemacht, sinnlich übend begriffen. Jeden Tag ein bissel mehr. Nun weißt du einfach, welche Türen sich mit welchen Schlüsseln öffnen lassen, und was du dort vorfindest. Ohne groß(hirnig) darüber nachzudenken. Die Finger finden den richtigen Schlüssel am Bund tastend von allein. Dein Rücken weiß inzwischen, unter welchem Türsturz du dich bücken solltest.

Höchstwahrscheinlich fühlst du dich jetzt wohl im Schloss.

Dein Körper mit seinen wunderbaren, schon installierten Bewegungsmöglichkeiten ist auch eine Art Palast! (oder Bungalow, Alpenhütte, Villa – wie's beliebt)

Du wohnst dort!

Erkunde ihn!

Erforsche und begreife!

Gönne dir spürende Bewegungserfahrungen!

So oft wie möglich, einfach während deiner Alltagsroutine – nur dann bist du in der Lage, diese Muster fix und fertig abzurufen!

Aus dem Stand losrennen: Sei ehrlich, wann hast du dies das letzte Mal gemacht? Borg' dir hierfür – falls nicht vorhanden – Katze, Hund oder Kind aus. Ballwerfend auf einer Wiese herumtollen mögen alle drei Fraktionen. Mitspielen ist zwingend.

Hängend die Schwerkraft spüren: Schau, der alte Baum da drüben! Dein Leihkind erklimmt schon mutig die unteren Äste. Der starke Querausleger würde sich doch hervorragend eignen, dich mal beherzt dranzuhängen? Spürst du die Dehnung im Rücken? Und ja! Tatsächlich! Die Schulterblätter sind wirklich flexibel befestigt und gleiten. Deine Beine baumeln völlig locker – total entspannt!

Jetzt hast du dich total eing'saut auf der herbstmatschigen Wiese? Macht nix! Die Waschmaschine erledigt das schon: ab in den Waschkeller!

Treppen hinunterhopsen: Dein Rumpf „schwebt" über den Stufen, deine Beine tanzen fröhlich lässig mit, ballentapsend-federleicht und herzensfroh! Hinein in den Boden. Genau dieses Gefühl darfst du abspeichern und beim nächsten Mal aktivieren.

In der Hocke die Waschmaschine befüllen: Deine Knie und Hüftgelenke sind maximal gebeugt. Ob du auf den Zehenspitzen oder der ganzen Fußsohle stehst, ist egal. Probiere beides aus, wobei auf dem ganzen Fuß die Hockstellung zu halten lange Routine erfordert und eher auf Fortgeschrittene (oder Asiaten) zugeschnitten ist. Funktioniert am besten mit lockeren Hinterbacken. Dein Beckenboden erfährt natürliche Dehnung. Dein unterer Rücken darf und soll in dieser Haltung rund werden! So haben ihn die göttlichen Baumeister konzipiert. Die herumgeisternde Aufforderung, die Wirbelsäule in jeder Lebenslage gerade zu halten und auf keinen Fall zu beugen ist biomechanisch gesehen gefährlicher Quatsch!

In der Brustwirbelsäule drehen: Wieder stehend suchst du das Waschmittel. Ach ja, im Seitregal hinter dir! Anstatt deinen Körper walzengleich mit einer Parkinson-Pirouette zu wenden, drehst du dich einfach in der Brustwirbelsäule etwas oberhalb der Taille. Eine Schulter führt dich in die Drehrichtung. Die Beine samt Beckengürtel bleiben weiter nach vorne zur Waschmaschine ausgerichtet.

Falls dein Auto keine Rückfahrkamera besitzt, hilft dir diese Bewegungsmöglichkeit sehr beim Einparken. Schreibtischhelden können auch den Drehstuhl gegen einen normalen austauschen, sich selber zum Drucker hinüber wenden.

Durchrütteln lassen: Ein besonderes Körperspür-Schmankerl bietet dir Freundin Waschmaschine. Setz dich einfach drauf, wenn sie schleudert! So viele somatosenorische Impulse erhältst du selten geschenkt! Deine Propriozeptoren für die Eigenwahrnehmung werden jubeln!

Berührungsinformationen in verschiedenen Stärken wahrnehmen:
Dem Strahl der Dusche kannst du abhängig von der Temperatur und
Stärke zahlreiche Mitteilungen entlocken. Und anschließend feste
abrubbeln, zärtlich eincremen, ... Weitere Möglichkeiten, die Streichel-
sensoren zu aktivieren, überlasse ich deiner Fantasie ;)

Flach wie eine Flunder liegen: Zwischendurch platt auf dem Rücken liegend in die Unterlage hineinschmelzen entfaltet dein Gestell zur vollen
Größe – vor allem, wenn du viel sitzt. Ganz Verwegene lassen Arme
oder sogar den Kopf über die Bettkante herunterhängen.

Bestimmt fallen dir nach diesen Beispiel-Anfixungen zur Bewegungser-
fahrung im Alltag noch viele weitere ein.

Je vielfältiger, je bunter und vor allem bewusster du dich im Alltag bewegst, umso routinierter kann deine Steuerungszentrale diese Muster
einsetzen!

Probier's einfach aus! Spiele! Sei ungeniert kreativ!
Wünsche wohlige Bewegungsabenteuer und Entdeckungen.

Herzliche Grüße,
Manuela Bößel

LITERATURVERZEICHNIS / QUELLEN

Markus Aufderklamm: Feldenkrais - Fitness für Körper und Geist, 2015

Carola Beresford-Cook: Shiatsu - Grundlagen und Praxis (Elsevier GmbH, Urban & Fischer Verlag, München, 2003)

Manuela Bößel: ...im Prinzip Tango - Lebenslust finden! Höchst unorthododoxe Betrachtungen des Lebens, der Pflege und Heilpraktikerei durch die Tangobrille (http://im-prinzip-tango.blogspot.de/)

DocCheck Flexicon: Das Medizinlexicon zum Medmachen (2016, http://flexikon.doccheck.com)

Norman Doidge: Neustart im Kopf (Campus Verlag, Frankfurt/New York, 2017)

Norman Doidge: Wie das Gehirn heilt (Campus Verlag, Frankfurt/New York, 2015)

Eric N. Franklin: Befreite Körper - das Handbuch zur imaginativen Bewegungspädagogik (VAK Verlags GmbH, Kirchzarten bei Freiburg, 2012)

Eric N. Franklin: Entspannte Schultern - gelöster Nacken (Kösel-Verlag München, 2011)

Eric N. Franklin: Kraftvoller Auftritt (VAK Verlags GmbH Kirchzarten, 2004)

Eric N. Franklin: Beckenboden-Power (Kösel Verlag München, 2002)

Thomas Hanna: Das Geheimnis gesunder Bewegung (Junfermannsche Verlagsbuchhandlung, Paderborn, 2003)

Wim Luijpers: Nie wieder Rückengymnastik (Arkana Verlag, München, 2015)

Wim Luijpers: Vortrag zum Buch „Die Heilkraft des Gehens" (Youtube)

Hanne Marquardt: Praktisches Lehrbuch der Reflexzonentherapie am Fuß (Karl F. Haug Verlag in MVS Medizinverlage, Stuttgart, 7. Aufl, 2012)

Frank H. Netter: Atlas der Anatomie des Menschen (Novartis AG, Basel, 1997)

Thomas W. Myers: Anatomy Trains - Myofasziale Leitbahnen (Urban & Fischer, München, 2014)

Werner Platzer: Taschenatlas Anatomie Band 1 Bewegungsapparat (Georg Thieme Verlag, Stuttgart, 2005)

Helga Pohl: Unerklärliche Beschwerden? (Droemer Knaur, München, 2010)

Thomas Rogall: Hallux valgus: Die besten Übungen zur Selbsthilfe (F.A. Herbig Verlagsbuchhandlung, München, 2013)

Wikipedia - die freie Enzyklopädie (https://de.wikipedia.org)

Beate Wilken: Methoden der Kognitiven Umstrukturierung (W. Kohlhammer GmbH, Stuttgart, 2013)

AUTORIN

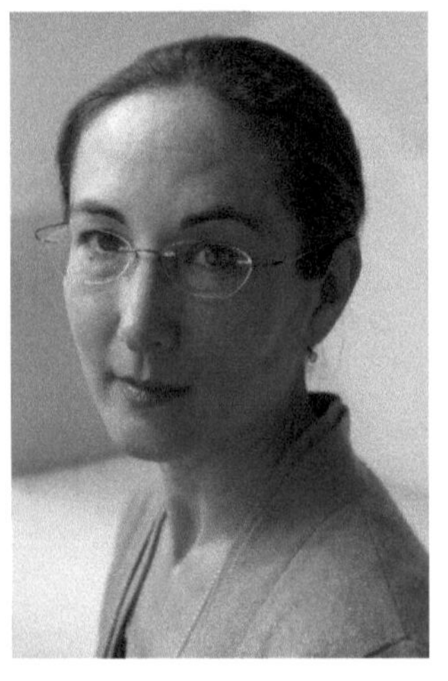

Manuela Bößel ist examinierte Krankenschwester und arbeitet momentan in der ambulanten Intensivmedizin. 2014 legte sie zusätzlich die Prüfung als Heilpraktikerin ab und führt derzeit eine Hausbesuchspraxis. Ihr besonderes Interesse gilt dabei dem Einbau therapeutischer Ansätze in die Krankenpflege.

Sie zeichnet und gestaltet, seit sie einen Stift halten kann. Unter dem Label „tangofish" entwirft sie seit zirka zehn Jahren Webseiten, Flyer, CD-Cover und anderes Informationsmaterial für ihre Kunden. Diese kommen vor allem von der Musik und anderen künstlerischen Ausdrucksformen sowie dem therapeutischen Bereich. Sie berät und unterstützt Autoren bei der Herausgabe ihrer Bücher mit Illustration, Satz, Layout und Werbung.

In der Freizeit lebt sie intensiv ihre Leidenschaft für den argentinischen Tango aus, den sie nun schon 18 Jahre tanzt und der für sie von einer „Überlebenshilfe" zu einem wunderschönen Hobby heranreifte. Ballett und Jazzdance begleiteten sie durch Kindheit und Jugend, später der Steptanz, den sie auch unterrichtete. In der Tangoszene wurde sie durch Buchillustrationen, Tangokalender und Bilder für Tangomusiker bekannt.

In ihren eigenen Büchern und dem Blog „Im Prinzip Tango" verbindet sie Blickwinkel aus und zu ihren Lieblingsthemen auf unorthodoxe Art, was manchmal zu erstaunlichen Erkenntnissen führt.

Weitere Informationen, Beispiele zu ihrem Schaffen, den Link zum Blog sowie Kontaktdaten findest du unter: **www.tangofish.de**

weitere Bücher aus der * tangofish * Werkstatt:

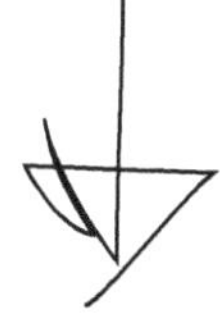

So kann man das nicht sehen!
Ansichten eines Augentiers
illustrierte Erzählungen
ISBN: 978-3-7386-3319-1
(Text und Illustrationen: Manuela Bößel, BoD 2015)

Eduard Träumelschaf
eine Gutenachtgeschichte
Bilderbuch
ISBN: 978-3-7386-3316-0
(Text und Illustrationen: Manuela Bößel, BoD 2015)

Der bitterböse Lehrer-Retter:
Überlebensstrategien hinterm Pult
ISBN: 978-3-8448-1223-7
(Text: Gerhard Riedl, Illustrationen: Manuela Bößel, BoD 2012)

Der noch größere Milonga-Führer
Ein amüsant-satirischer Ratgeber zum argentinischen Tango
ISBN: 978-3-7322-6187-1
(Text: Gerhard Riedl, Illustrationen: Manuela Bößel, BoD 2016)

Zaubern - das Wie entscheidet!
Magische Tipps und Erfahrungen
ISBN: 978-3-7357-8016-4
(Text: Gerhard Riedl, Illustrationen: Manuela Bößel, BoD 2014)

Werbung Ende.
Viel Vergnügen!

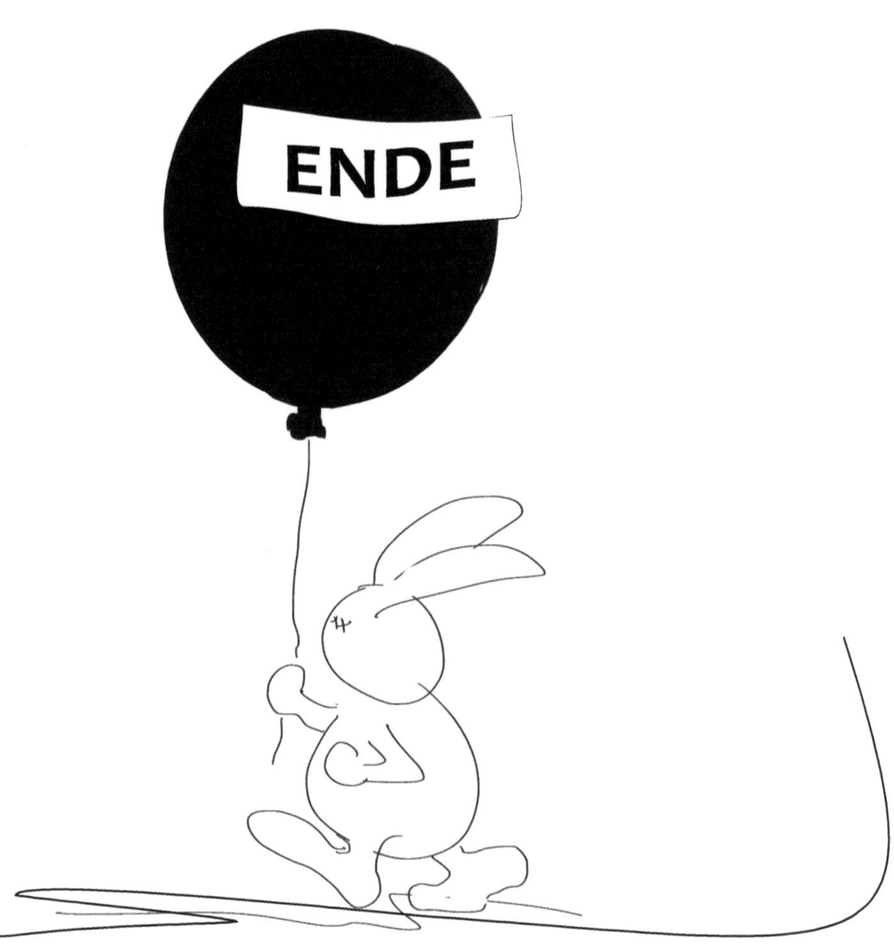

ENDE